1ヵ月で7kg減! 医者がすすめる
奇跡のプロテインダイエット

奇蹟蛋白質減重法

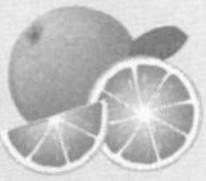

1個月
−7kg

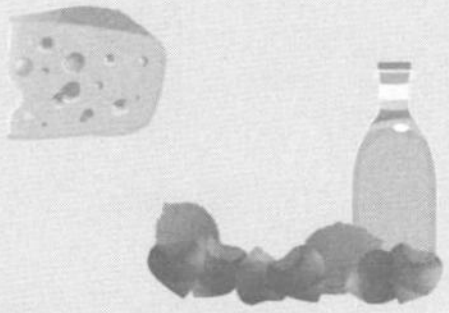

攝取蛋白質＋簡單運動＝14天效果立現！
打造理想體型、貫徹減重意志的最強飲食法

土田 隆——著 **許郁文**——譯

前言

席捲全球！十四天效果立現的蛋白質減重法

想瘦又不想嚴格控制飲食，也討厭運動，這樣的你，是不是也在不知不覺中變得胖嘟嘟的？現在，有個好方法要告訴你，那就是在美國蔚為風潮的「蛋白質減重法」。

美國的蛋白質市場規模是日本的一倍以上，其中又以高蛋白產品的銷售金額最大，單是二〇一五年就成長至47億美元，二〇二〇年更是預估成長至75億美元（根據市調公司 Euromonitor Internation 調查）。

換言之，在美國除了運動選手之外，一般民眾也會為了健康或美容效果攝取高蛋白產品。

簡單來說，高蛋白產品的成分就是蛋白質。

蛋白質是我們身體不可或缺的必要成分，也是促進肌肉增長與基礎代謝率所需的營養素。

那麼為什麼這種營養素有助於減重呢？

邏輯如下。

攝取蛋白質與搭配簡單的運動

⬅

肌肉量上升

⬅

基礎代謝率提升

⬅

形成易瘦體質，過著一般的生活也能自然而然變瘦

再加上蛋白質的美白效果，許多人在嘗試後都開心地表示「肌膚變得好有彈性」。換言之，如果採用蛋白質減重法，就能輕鬆、自然地減重，還能因此變得美麗。

不過原封不動地模仿美國人的減重方法，也不一定會有效果。所以身為日本醫師的我，將透過本書介紹專為日本人設計的蛋白質減重法。

- 乳清、酪蛋白、大豆蛋白，該選擇哪種蛋白質才對？
- 什麼時候攝取蛋白質，減重效果最好？
- 有沒有能每天輕鬆做的「減重訓練」？
- 有沒有吃不膩的「蛋白質菜色」？

書中會一一介紹這些適合日本人的體質，以及生活習慣的蛋白質攝取方式。一直以來，我也針對肥胖、高血壓、醣尿病等患者的生活與需求，提供相關的預防醫療，這次也打算將這些經驗收錄進來。

最近也有許多因新型肺炎不能外出，因而變胖的患者前來求診。我們的基礎代謝率會每年下滑，所以一直待在家裡、攝取與疫情前等量的卡路里又不運動，當然會變胖。

「沒辦法去健身房，所以想瘦也瘦不了。」

大家是否也用這些藉口說服自己？若想改變這種狀況，**請試著打開本書，進入蛋白質減重法的大門**。

即使身為減重醫師，我也曾因為過年的暴飲暴食而變胖，但一天兩次的蛋白質飲食與輕鬆的減重訓練，就能讓體重在十四天左右降回原本的水準。而且這十四天之內，我可是在家裡吃了好幾次燒肉或壽司喲！

本書的責任編輯也因疫情的外出限制沒辦法上健身房，但他也遵循本書內容進行蛋白質減重，一口氣減了7公斤，可以說親身證實了蛋白質減重法的效果。

減重是正視人生的行為，也能幫助我們了解自己原本的模樣。努力達成理想體態之後，還將獲得莫大的自信。

若能如願變瘦，人生觀一定會大幅改變！

大家要不要透過蛋白質減重法，讓人生變得更美好呢？

目次

3 破除蛋白質減重法的不實謠言

4 高蛋白產品的有效攝取法則

5 十四天蛋白質減重計畫

6 蛋白質減重法Q&A

Chapter 1

一個月瘦7公斤的奇蹟蛋白質減重法

近來引起網路熱烈討論的，就是從歐美延燒到日本的蛋白質飲食減重法。
蛋白質到底是什麼？對減重有什麼幫助呢？
除了介紹減肥功效外，還要順便介紹其他大受歡迎的效果。

高蛋白飲品不是健美先生的專利

大部分的人都以為，只有運動選手或是常去健身房練肌肉的精壯型男才會大量攝取蛋白質。

蛋白質的英文是「protein」，市面上有許多高蛋白產品，或含高蛋白的飲品營養補充食品。

這些產品所含的蛋白質被視為三大營養素之一，能有效促進肌肉、血液、頭髮、指甲、荷爾蒙、骨骼的形成，是人體不可或缺的必要元素。

大家有沒有想過為什麼健美先生或是運動選手會長期攝取蛋白質？

一般來說，從日常三餐攝取蛋白質是最理想的模式。

但是，每天所需的蛋白質量會隨著年齡、性別以及運動習慣有所增減。

以每天進行極度重訓的健美先生以及運動選手為例，每日需攝取的蛋白質量，約是每公斤體重乘上2公克的蛋白質。

若要達到這個攝取量，就必須大量攝取肉類、魚類、雞蛋與大豆。

200公克的沙朗牛排約有33公克的蛋白質，假設一天必須攝取120公克的蛋白質，就等於要吃近800公克的沙朗牛排。

就算真能吃得下800公克的牛排，也會同時攝取大量的脂質與熱量！

要是真的以這個方法攝取蛋白質，不管攝取多少，對身體都不是好事吧。

因此健美先生或運動選手才會除了提升蛋白質的攝取量，還會避免攝取脂質與醣質，所以才會選擇能有效補充蛋白質，提升肌肉量的高蛋白產品。

平常不怎麼運動的人，其實不需要攝取那麼多的蛋白質，但最近有不少人為了美容而攝取蛋白質。

因為高蛋白產品是最適合減重的工具之一。

進行嚴苛重訓所需的蛋白質量

例：一天需要攝取 120 公克的蛋白質

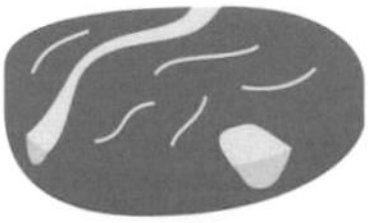

沙朗牛排（進口牛肉、帶有肥肉）

約 **800** 公克量

所含脂質為

約 **200** 公克

熱量為

約 **2400** kcal

攝取蛋白質的同時，也攝取了大量的熱量與脂肪！

出處：日本食品標準成分表2015年版（十訂）補充2019年資料

只攝取高蛋白產品當然不會瘦，因為高蛋白產品只是促進肌肉增生的原料之一，而非吃了就會立刻變瘦的減肥藥。

以高蛋白產品補充蛋白質的同時，搭配輕鬆的運動（日常生活中的活動也算是輕鬆的運動），提升肌肉量，藉此帶動基礎代謝率提升。

如此一來，**就能在毫不勉強的狀態下成功瘦身，然後止步，打造出燃燒脂肪的「易瘦體質」**！

高蛋白產品的製造商開發了許多有助瘦身的蛋白粉與食品，市面上也有許多有機高蛋白產品、美白高蛋白產品、可可風味或牛奶風味的高蛋白產品等，愈來愈多有助健康又方便飲用的產品。

高蛋白產品原本給人只有想在健身房練出渾身肌肉的人才會喝的印象，但現在有愈來愈多想要健康地瘦下來的人，將高蛋白產品當成飲食的一部分，或是在烹調時加入菜餚中，隨著日常飲食吃下肚。

飲用高蛋白產品已經是日常生活中再普通不過的一部分了。只要想均衡地瘦下來，都能輕鬆嘗試蛋白質減重法，絕非運動員或健美先生的專利喔！

Point

- 蛋白粉產品的蛋白質是三大營養素之一
- 蛋白質有助於肌肉、血液、頭髮、指甲、荷爾蒙、骨頭增生
- 蛋白質需要量會隨著年齡、性別與運動習慣增減
- 打造脂肪自行燃燒的「易瘦體質」！
- 推薦想健康瘦下來的人使用蛋白質減重法

受到模特兒&女演員青睞的蛋白質減重法

蛋白質減重法之所以得以普及，全拜模特兒與女演員之賜。有部分的模特兒跟女演員在社群網站發佈健身重訓的照片，同時告訴群眾**高蛋白產品能維持健康與美貌**，所以大眾很快就得知高蛋白產品不僅能使肌肉增長，還有助於美容。

一如前述，**有許多廠商開發了有助減重的高蛋白產品，當高蛋白產品選擇變多，便隨之變得普及**。大家對高蛋白產品的印象，也從「有益健康，但不太好喝」轉變成「能輕鬆維持健康，又很好喝」。

此外，模特兒或知名健身教練也參與開發個人品牌的高蛋白產品，我也聽說有不少人看到瘦身成果之後，想要開始攝取高蛋白產品。由此可見，高蛋白產品的需求已日益增加。

隨著養生的概念普及，高蛋白產品的市場年年擴大。除了想增加肌肉的消費者之外，追求健康與美白的消費者也愈來愈多。

更有資料指出，**高蛋白產品的營業額不斷上升，市場規模在二〇一八年超越96億日圓（約為28億台幣），從二〇一五年起算的三年內，市場規模也足足成長了22％**！高蛋白產品市場更進一步的成長，想必也指日可待。

大家要不要也試著攝取高蛋白產品，試試看奇蹟般的蛋白質減重法呢？

高蛋白產品市場的營業額趨勢

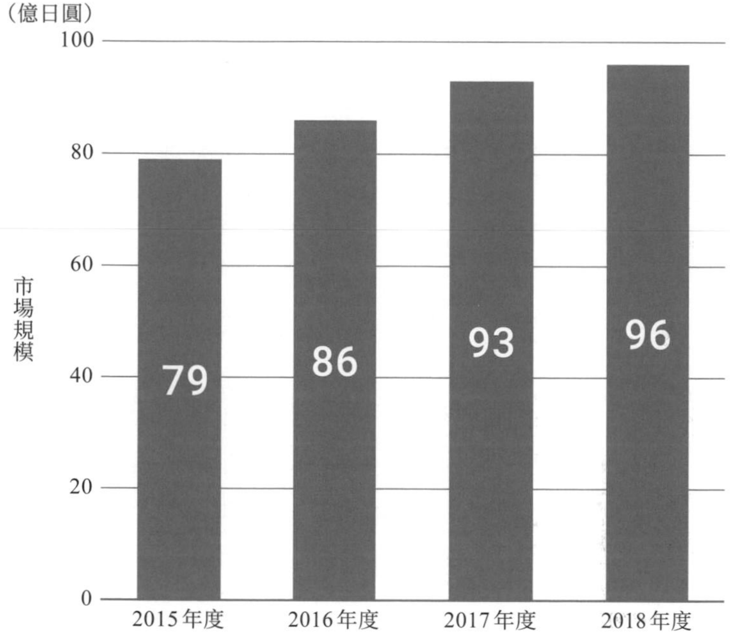

資料：SRI（全國零售店小組調查）
期間：2015年4月～2019年3月（株式會社intage調查）

Point

- 模特兒與女演員也會為了美白攝取高蛋白產品
- 各種高蛋白產品問市，選項也隨之變多
- 高蛋白產品的營業額仍持續增加中

輕鬆打造凹凸有緻的身材

大家心中的理想體型是什麼樣的體型？是纖瘦的身材，還是凹凸有緻的健康身材？如果是前者，熱量控制減重法的確是瘦下來的最快捷徑。

不過就算透過控制熱量的方式減去10公斤的體重，會減掉7公斤的肌肉而不是脂肪，這是因為透過熱量控制減重時，最先減掉的是肌肉量。身體的代謝速度也會為了保留熱量而變慢，自動調整為省能源模式。最終將發生肌肉減少，體力、體溫下滑，並且容易疲勞的悲劇。

保有適當的肌肉量，才能打造柔韌又凹凸有緻的身體。**而要增進這類肌肉生長，就必須攝取蛋白質**。

一般認為，現代人的蛋白質攝取量普遍不足。這是因為以蔬菜為主食，以及延壽飲食法的減重者愈來愈多。這些追求美麗與健康的減重者認為吃肉會變胖，也對身體有害，因此三餐都以蔬菜為主。

長此以往，不僅無法促進肌肉增生，就算變瘦，身體也會變得鬆垮垮的，毫無線條可言。

然而蛋白質減重法，可以控制脂肪與熱量的攝取量，同時攝取足量的蛋白質，搭配輕鬆的運動就能促進肌肉增生，所以能打造眾人夢寐以求的緊緻身材。

控制熱量減重法的陷阱

透過控制熱量

減少體重 **10** 公斤！

其中有 **7** 公斤是肌肉……

肌肉減少的話……

為了留住熱量，代謝速度會變慢

體力、體溫下降

變成容易疲勞的體質！

Point

- 熱量控制減重法會先減掉肌肉
- 肌肉量下滑，就會容易疲勞
- 蛋白質是促進肌肉增生的原料
- 蛋白質減重法可一邊控制脂肪與熱量的攝取，一邊攝取足量的蛋白質
- 搭配輕鬆的運動，就能打造凹凸有緻的健康身材

從「忍耐」解放身心的減重法

說到減肥，應該有不少人會立刻聯想到「要忍耐餓肚子的痛苦」或是採取其他飲食限制吧？

要想減重，控制攝取的熱量當然是必要的手段之一，因為不想辦法提升基礎代謝率，又不限制攝取的熱量，絕對不可能瘦得下來。

一般認為，要控制攝取的熱量就必須「忍耐」餓肚子的痛苦。

話說回來，為什麼我們會有空腹感？這是因為覺得**吃飽了、肚子餓，全由血液裡的葡萄醣，以及從脂肪分離而來的游離脂肪酸※濃度所決定**。

血醣與胃會引發空腹感。尤其當血醣不足、腦袋需要醣份的時候，肚子餓的感受會更明顯。而且當胃部空無一物時胃酸反而會增加，大腦也會在接收胃酸增加的訊息之後，產生所謂的空腹感。

綜上可知，要想在減重的時候**擺脫「忍耐餓肚子的痛苦」，就必須補充血醣，並填滿胃部**。

此時最適合的解決之道莫過於高蛋白產品了！

高蛋白產品所含的蛋白質，是能讓我們在用餐的時候感覺已經吃飽的營養素，也能促進抑制食慾的荷爾蒙分泌。因此能讓我們在用餐之後，**覺得自己真的吃飽了**。

此外，蛋白質通過胃部的速度比較慢，從分解到被小腸吸收為止，會在體內停留較長的時間，所以胃部感到有東西填滿，吃飽的感覺也能維持比較久。

如果你是正在減肥，才剛進食卻又立刻覺得很餓、滿腦子都是食物的人，或是心情一煩就暴飲暴食，導致復胖的人，很有可能就是蛋白質攝取不足造成的。

至於血醣不足的問題，由於蛋白質有使血醣不易上升的性質，所以補充大腦需要的醣份、緩解肚子餓的感覺非常重要。此時可以試著吃點水果或是含有醣份的食物讓血糖上升。如果已經攝取含有醣份的高蛋白產品，就不用另外攝取含有醣份的食物。

換言之，利用高蛋白產品滿足血糖值與口腹之慾，就能擺脫餓肚子的感覺。

不**管是哪家廠商的高蛋白產品，脂質都在2%以下，所以只要照包裝上的指示攝取，就不會有過度攝取熱量的疑慮**。

由上可知，蛋白質減重法可幫助我們擺脫「忍耐」的束縛，是比傳統減重法更有效的方式。

※游離脂肪酸：脂肪細胞的中性脂肪分解後，進入血液之中的脂肪酸。

空腹時身體發出的訊號

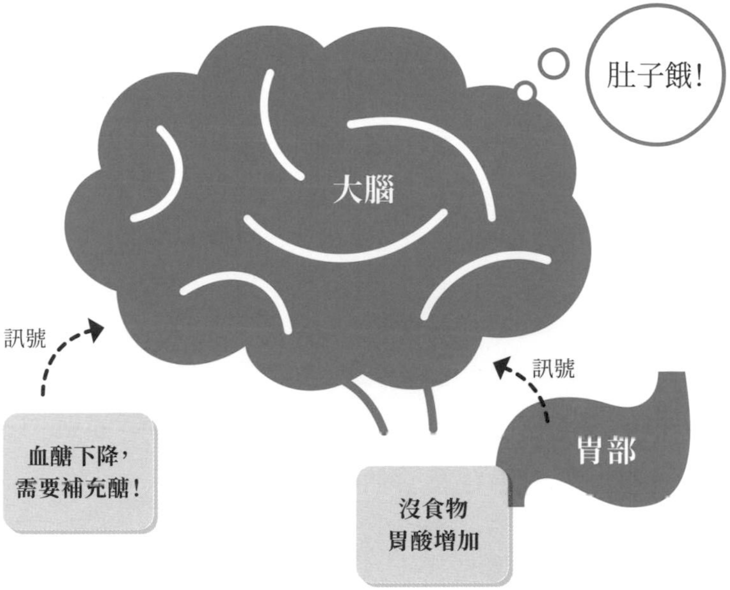

高蛋白產品可緩解空腹感

- 攝取之際可獲得滿足感 ➡
- 經過胃部的速度較慢 ➡
- 與醣質一起攝取可提升血醣值 ➡

不會攝取太多熱量，又能吃得飽！

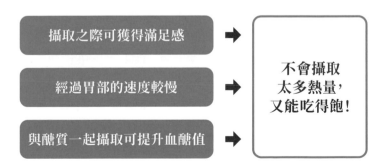

Point

- 會覺得肚子餓，是因為血中的醣質與胃裡的食物不足
- 蛋白質是能在進食過程中，讓我們覺得飽足的營養素。
- 蛋白質停留在胃部的時間比較久，能帶來較久的飽足感
- 高蛋白產品的脂質在２％以下
- 依照指示攝取高蛋白產品，就不用擔心熱量攝取過度

變瘦之外的驚喜效果

前面的章節已經提過高蛋白產品為何能有效減重，但您可知道，高蛋白產品還有其他令人驚喜的效果嗎？

知道這些額外的效果，或許能讓各位更有減重的動力喔！

提升免疫力！

高蛋白產品所含的蛋白質具有酵素或荷爾蒙這類提高生理機能的功能，這些成分若是不足，會導致免疫功能下滑，變得容易生病。

利用高蛋白產品攝取足夠的蛋白質，**可讓免疫系統正常運作**。

心情穩定、睡眠品質提升

蛋白質可幫助血清素或褪黑激素等腦內分泌物循環。血清素是能紓緩壓力，讓心情保持平和的幸福荷爾蒙。褪黑激素則是由血清素組成，能提升睡眠品質的睡眠荷爾蒙。

利用蛋白質讓腦內分泌物的循環順暢，**心情就不容易變得低落，睡眠品質也會跟著提升**。

有效消除疲勞

蛋白質也有消除疲勞的效果，其中又以組成蛋白質的胺基酸ＢＣＡＡ（纈胺酸、亮胺酸、異亮胺酸的總稱）具有促進肌肉增生與消除肌肉疲勞的效果，身體也得以放鬆。此外，必須胺基酸的色胺酸也能**有效消除大腦疲勞**。

肌膚與頭髮呈現光澤

我們的肌肉、內臟、皮膚、頭髮甚至是指甲都含有蛋白質，而且讓皮膚保持彈性的膠原蛋白與彈性蛋白也都是由蛋白質組成的。隨著年紀增長，肌膚會因膠原蛋白與彈性蛋白遭破壞而失去彈性，也會因為蛋白質攝取不足而乾燥或鬆弛。

膠原蛋白可說是皮膚中的重要成分，而且就算攝取含有膠原蛋白的食材，也不太能合成肌膚所需的膠原蛋白。想要擁有亮麗的肌膚，建議多攝取優質的蛋白質，補充製造膠原蛋白的原料。

要注意的是，蛋白質也有消耗的優先順序！攝取充分的蛋白質的確可擁有水潤的皮膚與亮麗的秀髮，但在形成皮膚、頭髮、指甲這些組織之前，蛋白質會先用於與維持生命有關的部分，例如促進內臟、血液這類組織增生，所以要想透過蛋白質長保青春，就必須利用高蛋白產品攝取足量的蛋白質。

身體各部位的蛋白質比例 ※

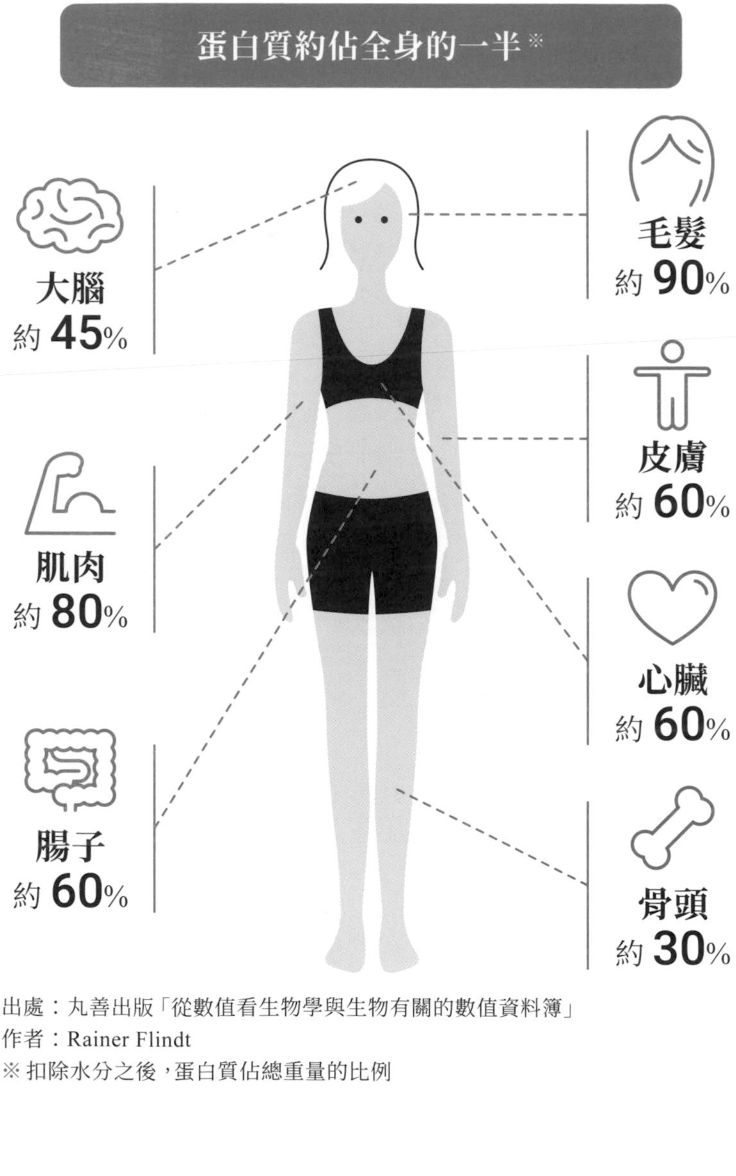

出處：丸善出版「從數值看生物學與生物有關的數值資料簿」
作者：Rainer Flindt
※ 扣除水分之後，蛋白質佔總重量的比例

Point

- 攝取充足的蛋白質可提升免疫力
- 蛋白質可穩定心情，提升睡眠品質
- 可消除身體與大腦的疲勞
- 頭髮、肌膚、指甲以及其他身體構造都含有蛋白質
- 攝取充足的蛋白質有美白效果

蛋白質還有許多益於女性的效果！

攝取充分的蛋白質也有助於美白，這是件令人很開心的事情對吧，而且對於不同年齡層的女性會有不同的效果。

對三十至三十五歲之前的女性來說，攝取充足的蛋白質有美顏、保持頭髮亮麗、順利懷孕、生產的效果；對三十五歲到四十歲之前女性來說，具有迅速消除疲勞與避免肌膚粗糙的效果；對四十至四十五歲的女性而言，蛋白質有預防白頭髮、皺紋增生與美白的效果；四十五至五十歲的女性，則可攝取蛋白質，延緩更年期症候群、停經與預防肥胖、掉頭髮。由此可知，蛋白質可為不同年齡層的女性解決不同的煩惱。

尤其許多女性都有的貧血問題，通常是因為蛋白質攝取不足引起，知道的人似乎不多。

貧血的主因是紅血球減少，無法搬運足夠的氧氣，一旦身體組織無法攝取足夠的氧氣，就容易感到疲勞或煩悶。

更重要的是，紅血球的主要成分「血紅素」會與鐵、蛋白質結合，一旦蛋白質攝取不足，就無法製造足夠的紅血球，也有可能因此引起貧血。

一旦發生貧血的症狀，除了蛋白質之外，很可能鐵份與維生素的攝取都不足，此時請務必重新檢視自己的飲食內容。

適當的運動、充足的睡眠與良好的生活習慣是高蛋白產品能否發揮效果的前提，改善生活習慣，才能讓蛋白質充分發揮的效果。

有益於各年齡層女性的蛋白質效果

30～35歲

美顏、頭髮亮麗、正常懷孕、生產

35～40歲

消除疼勞，預防肌膚粗糙

40～45歲

預防白頭髮、皺紋增生、美白

45～50歲

減輕更年期症狀，
延遲停經、預防肥胖與掉頭髮

Point

- 不同年齡層的女性攝取充分的蛋白質，會有不同的益處
- 貧血有可能是因為蛋白質攝取不足
- 血紅素會與鐵、蛋白質結合！
- 適當的運動與充足的睡眠具有美白與其他效果

COLUMN 1

擊退疫情時期不能出門的肥胖！

因為疫情不能外出，活動量下降而變胖後前來諮詢的患者愈來愈多。我問他們變胖的原因，才明白是因為疫情關係無法出門，都待在家裡，大人小孩都亂吃一通才會變胖。

小孩子的基礎代謝率較高，什麼都不做也會一直消耗熱量，不會明顯肥胖，但成人在攝入熱量時可得多注意了。如果一直待在家裡，卻和會出門活動的時候攝取同等的熱量，那當然會變胖囉！

我也明白不能出門一定會很有壓力，一閒下來就會亂吃零食。

為了解決疫情時期間接導致的肥胖，每當覺得「肚子有點餓，反正也沒事，來吃點東西好了」的時候，就稍微運動一下或是動手做做家事吧！

待在家裡的時候外食機會減少，相較之下，也比較容易吃得健康。這麼好的機會怎麼能夠錯過呢！就讓我們趁這個機會改善飲食生活，健康地瘦下來吧！

Chapter 2

一餐換成高蛋白質餐，輕鬆瘦下來！

為什麼蛋白質減重法連醫生都大力推薦？
為什麼高蛋白產品最能幫助減重？
從代謝與營養的層面解說蛋白質減重法的原理。

利用高蛋白產品減重的理由

本書在第一章當中，不斷強調高蛋白產品的主成分「蛋白質」能促進肌肉增生與提升代謝效率。

但是為什麼攝取適量蛋白質，就能打造易瘦體質呢？

答案與蛋白質的性質有關。碳水化合物與脂肪若不透過運動轉換成熱量消耗，就會轉化為皮下脂肪，但是**蛋白質卻會因為熱量代謝的機制，很難轉換成脂肪**。

所謂的機制，就是蛋白質會在體內分解成胺基酸，再於不同的用途應用。

雖然一部分的蛋白質會轉換成脂肪，但大部分都會形成肌肉或內臟組織所需的蛋白質，也會轉換成人體所需的熱量，沒用完的部分還會隨著尿液排出，所以不會在體內囤積。

吃得多，卻很難形成脂肪，這對想減重的人來說，難道不是一大福音嗎？

如果能搭配輕度的運動或活動，高蛋白產品將轉換成肌肉的原料！如此一來，肌力會跟著提升，身體也會更有彈性。

肌力提升後，基礎代謝率會跟著提升，形成加速燃燒脂肪的體質。不易形成脂肪，又能幫助我們輕鬆攝取增強肌力的蛋白質，非高蛋白產品莫屬。

這就是蛋白質減重法大致上的原理，重點在於**如何透過肌肉提升基礎代謝率與減少體脂肪**！

不管體重減了多少，只要肌肉流失，肌力跟著下滑，就會變得一臉憔悴，給人死氣沉沉的印象。

因此可說要打造結實的健康身體，攝取適量的蛋白質可說是捷徑。

市面上的高蛋白產品除了含有蛋白質，也為了營養均衡而添加了醣質、脂質與其他營養素。要注意的是，就算這類商品的醣質、脂質、熱量都很低，只要不好好地運動，這些醣質與脂質還是會轉換成脂肪。

高蛋白產品的成分、攝取量、搭配的食物都有可能害我們過度攝取熱量，所以得先掌握飲食的平衡，再決定自己該攝取多少高蛋白產品。

蛋白質減重法的基本規則就是在攝取高蛋白產品之際，必須遵守規定的攝取量，以及注意自己攝取了多少來自水果的醣質。

蛋白質減重法的機制

高蛋白產品 × 運動

↓

肌力提升

↓

基礎代謝率提升

↓

形成易瘦體質

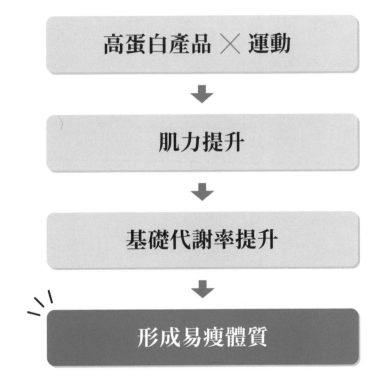

Point

- 蛋白質不易轉換成脂肪
- 高蛋白產品＋輕度運動可提升肌力
- 肌力提升可打造脂肪快速燃燒的體質
- 高蛋白產品的商品以及搭配的食材，都有需要特別注意的事項

一餐改吃蛋白質，身體就會產生改變？

一如前述，限制熱量攝取的減重方式會先減掉肌肉再減掉脂肪。肌肉除了可撐起我們的身體，也能提升體溫，更重要的是，在基礎代謝之中，肌肉是最消耗熱量的部分，其代謝熱量的速度居然是脂肪的三倍！這意味著如果減掉肌肉，基礎代謝率將大幅下滑。

而且肌肉除了消耗熱量，還有許多其他的功能。例如大家都知道，我們能運動全都是因為帶有肌肉，但比較鮮為人知的是，位於內臟外側的腹肌或背肌可避免內臟受到外力撞擊。此外，肌肉就像是蓄水槽，有避免脫水的作用。

另一項非常值得我們關注的功能，就是提升免疫力！免疫細胞的能源來自名為麩胺酸的胺基酸，而肌肉存有許多這種胺基酸，所以肌肉增加有助於提升免疫功能。

承上所述，肌肉量下降代表我們難以維持體態，也很容易脫水，免疫力也會下滑，就算真的瘦下來，生活也會陷入不便。

而且過於極端的限制熱量會導致肌肉量與代謝率下滑，體溫也難以維持，而**身體為了留住熱量，會以脂肪彌補流失的肌肉，久而久之，就會演變成肥胖的體質**。

不過，限制熱量攝取的確是減重的必要步驟。不管每天多麼認真運動，只要**攝取的熱量高於消耗的熱量，就絕對不可能瘦得下來**。所以要瘦，就不能再吃跟以前一樣的食物。

限制熱量攝取的減重法若持續兩週以上，很有可能反而變成肥胖體質，所以重點在於什麼時候停止限制熱量的攝取，只要**在肌肉量減少，代謝速度下滑之前就先停止限制熱量，就能維持體重與肌肉量**。

能輕鬆改造身體的方法，就是我大力推薦的蛋白質減重法。其原理主要是將早餐換成蛋白質菜色而已，不需要特別的運動。

熱量限制減重法與蛋白質減重法的比較

限制熱量攝取

蛋白質減重法
（軟性課程）

將早餐換成蛋白質菜色，減少熱量攝取

↓

早上吃的蛋白質會應用於日常生活的活動

↓

一般的減重法

持續兩週以上的話⋯

肌肉量減少、脂肪囤積

↓

代謝速度下滑，變成肥胖體型

肌肉增加，代謝速度上升！

基礎的熱量限制就足夠了！

將早餐換成低熱量的蛋白質菜色，就能減少**一整天攝取的總熱量**！而且在一日之計的早晨攝取蛋白質，每天的各種活動（例如走路、拿包包、曬衣服）都會變成**增加肌肉的運動**。

假設晚餐也吃雞胸肉或豬菲力這類高蛋白質、低脂肪的菜色，中午就可以自由地吃。如此一來，**不用太努力限制熱量的攝取，也能得到明顯的減重效果**。

Point

- 限制熱量攝取是減重必要的步驟
- 限制熱量攝取最多兩週！
- 將早餐改成蛋白質菜色，可減少熱量攝取

什麼是人體不可或缺的蛋白質？

在此讓我們重新介紹高蛋白產品的蛋白質會在我們體內發揮哪些效果吧！

前面已經說過，肌肉與皮膚的組成都需要蛋白質。

從飲食攝取的蛋白質會先被胃部的胃蛋白酶分解成大分子，之後再被十二指腸的胰蛋白酶分解成小分子，最後再被小腸的肽酶分解成胺基酸。胺基酸被小腸吸收後，會送至肝臟再輸送至全身，再合成組織蛋白、酵素與荷爾蒙。

消化酵素的原料也是來自胺基酸，所以蛋白質攝取量不足，消化酵素也會跟著不足，蛋白質的消化率與吸收率也會跟著下降，形成惡性循環。

從飲食攝取的蛋白質會經過上述的流程先分解成胺基酸，之後再於體內合成。

此外，據說人體體內約有十萬種蛋白質，但這些種類如此豐富的蛋白質卻只由20

蛋白質消化過程

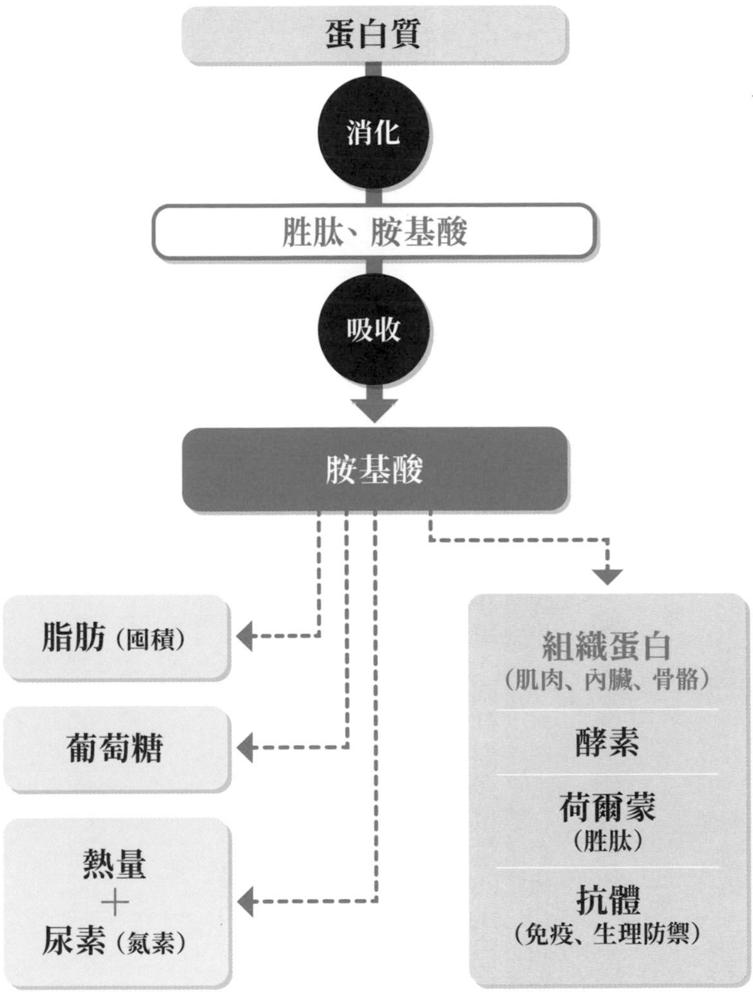
蛋白質
消化
胜肽、胺基酸
吸收
胺基酸
脂肪（囤積）
葡萄糖
熱量
＋
尿素（氮素）
組織蛋白
（肌肉、內臟、骨骼）
酵素
荷爾蒙
（胜肽）
抗體
（免疫、生理防禦）

種胺基酸組成。

這些胺基酸可分成兩種大類，一種是人體無法自行製造的九種必需胺基酸，另一種是人體可自行製造的十一種非必需胺基酸。

關於胺基酸的部分，會於111頁進一步說明。

Point

- 蛋白質會在胃部、十二指腸、小腸分解
- 蛋白質攝取不足，消化酵素會跟著不足
- 消化酵素不足，蛋白質的消化與吸收速率也會下降！
- 我們的身體約有十萬種蛋白質
- 體內的蛋白質由二十種胺基酸組成

蛋白質是每天都要攝取的營養素！

一如前述，蛋白質在體內分解成胺基酸之後，會轉換成組成血液、細胞、組織、內臟的原料，並於身體的新陳代謝消耗。

蛋白質在人體體內的新陳代謝非常旺盛！肝臟、腎臟、腸道黏膜這類組織大概十天就會全面更新一次。其他組織的蛋白質也會以一定的速度取代原有的組織，一般認為，全身的蛋白質會在三週左右代謝掉一半。

由蛋白質組成的肌肉每天約有1.8％更新，所以兩個月左右就會全面換新。這代表體內的蛋白質會在這段期間更新為完全一樣的組織。

如此看來，人體的更新能力真的非常驚人啊！

運動的時候，不僅醣質與脂質會被轉換成熱量消耗，肌肉也會跟著分解，此時若

蛋白質的新陳代謝

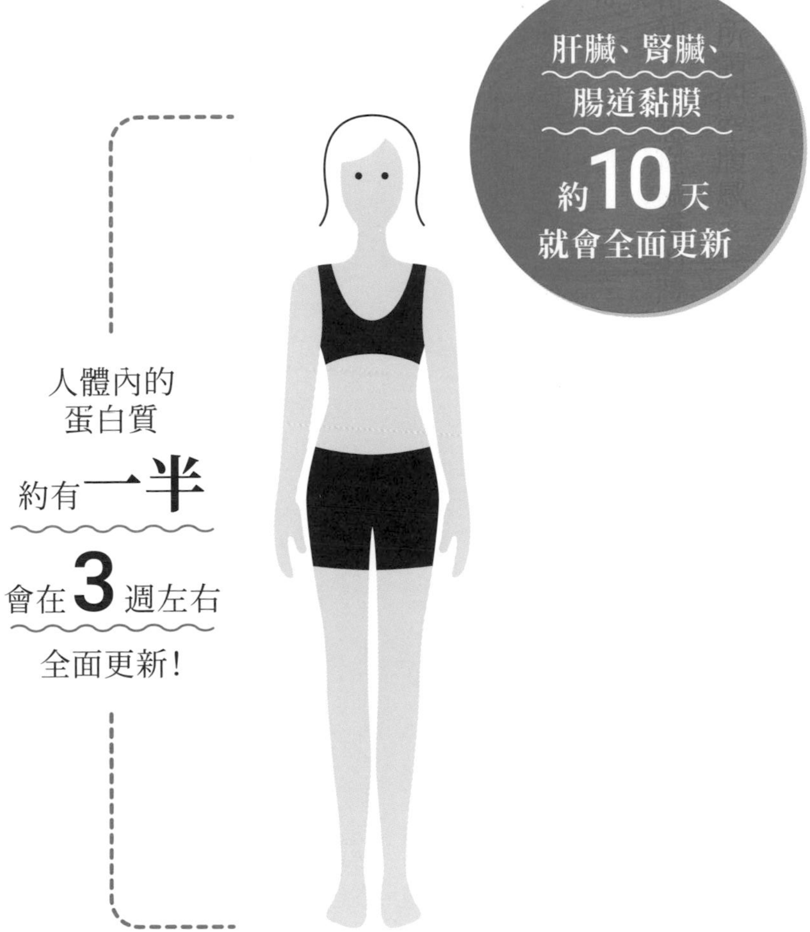
肝臟、腎臟、
腸道黏膜
約10天
就會全面更新
人體內的
蛋白質
約有一半
會在3週左右
全面更新！

不依照運動量攝取適量的蛋白質，不管怎麼運動，肌肉量反而會減少！

從新陳代謝的速度與肌肉會因運動分解這兩點來看，蛋白質的確是人體每天都需要補充的營養素。

Point

- 蛋白質無法在體內存在太久
- 人體的蛋白質會有一半在三週內全面更新
- 肌肉會在兩個月之內全面重生
- 蛋白質是必須持續補給的重要營養素！

如何有效率地吸收蛋白質？

依日本厚生勞動省「每日飲食攝取基準」規定，成年男年每日蛋白質攝取量應達65公克，女生則為50公克。

50～65公克的蛋白質差不多是五顆水煮蛋的份量。

或許大家會覺得從每天吃的食物攝取，應該就能攝取足量的蛋白質，但其實大部分的人都攝取不足。

根據日本厚生勞動省的調查，現代日本人每日平均攝取的蛋白質，居然與一九五〇年代的時候差不多，換言之與第二次世界大戰之後的日本人差異不大。這裡提出的是平均數值，因此有些人的攝取量可能較高，但不可諱言地攝取量不足的人已經愈來愈多。

蛋白質飲食攝取基準

（預估平均必需量、建議量：公克／日、目標量：％熱量）

	男性			女性		
年齡	預估平均必需量	預估平均建議量	目標量	預估平均必需量	預估平均建議量	目標量
1～2歲	15	20	13～20	15	20	13～20
3～5歲	20	25	13～20	20	25	13～20
6～7歲	25	30	13～20	25	30	13～20
8～9歲	30	40	13～20	30	40	13～20
10～11歲	40	45	13～20	40	50	13～20
12～14歲	50	60	13～20	45	55	13～20
15～17歲	50	65	13～20	45	55	13～20
18～29歲	50	65	13～20	40	50	13～20
30～49歲	50	65	13～20	40	50	13～20
50～64歲	50	65	14～20	40	50	14～20
65～74歲	50	60	15～20	40	50	15～20
75歲以上	50	60	15～20	40	50	15～20

出處：厚生勞動省 日本人的飲食攝取基準（二〇二〇年度版）

究其原因，是因為愈來愈多人以不健康的方式減肥，或是有些人為了避免中年發福，而不太吃給人容易發胖印象的肉類。此外，日本人常吃的牛丼這類食物熱量很高，但是蛋白質含量卻很低，一餐能攝取到的蛋白質非常有限，這也是蛋白質攝取不足的原因之一。

即使想攝取充足的蛋白質，五顆水煮蛋的熱量約400大卡，算是相當高的熱量，很有可能一不小心就攝取過多的熱量。

既然要攝取現代人普遍不足的蛋白質，就應該讓蛋白質發揮最大的功效。要讓蛋白質充分發揮效果，可在攝取蛋白質的同時，連同維生素B2、B6、B12這些維生素B群、維生素C以及鐵、鈣這類礦物質一起攝取，才能幫助蛋白質吸收！。

此外，建議大家也要攝取能讓蛋白質充分發揮增肌效果的維生素D，它可是催化增肌效果的超強幫手。

另一個扮演重要角色的營養素是醣質。如果醣質攝取不足，好不容易增加的肌肉**就會分解成熱量**，換言之，要想增肌，就必須適當地攝取醣質。

從前述的觀點來看，蛋白質必須與多種營養素一起攝取，還得避免過度攝取熱量，聽起來似乎很難從食品攝取足夠的蛋白質。

就這點而言，**含有許多營養素的高蛋白產品能幫助我們有效率地攝取蛋白質，而且也便於消化與吸收**。

建議與蛋白質一同攝取的營養素以及各種效果

維生素B2：促進醣質、脂質與蛋白質的代謝

維生素B6：促進胺基酸代謝，維持皮膚與黏膜的健康

維生素B12：促進胺基酸與脂肪酸的代謝，製造正常的紅血球

維生素C：提升鐵質吸收率，在體內形成膠原蛋白

維生素D：促進鈣質吸收，合成骨骼、牙齒與肌肉

鐵：血紅素的成分之一，可用來運送氧氣

鈣：形成骨骼、牙齒，幫助肌肉收縮與抑制神經興奮

Point

- 蛋白質一日建議攝取量約為五顆水煮蛋
- 現代的日本人普遍蛋白質攝取不足
- 要吸收蛋白質，必須同時攝取多種營養素
- 高蛋白產品能促進蛋白質吸收，也含有許多營養素

呼吸也能消耗熱量？

前面的章節裡已經提過很多次，攝取高蛋白產品能增加肌肉量，並能增強基礎代謝力。

但是，究竟什麼是基礎代謝呢？

代謝原本是指產生身體所需熱量的整個過程，但現在專指消耗熱量的活動。接下來主要以「後者」的消耗熱量的活動說明代謝。

代謝主要分成三大部分，基礎代謝、運動消耗與飲食消耗這三類。

「基礎代謝」指的是心臟跳動，呼吸這類基礎活動；「運動消耗」指的是平常我們所做的動作或運動；「飲食消耗」則是指內臟為了消化、吸收食物所消耗的熱量。

熱量消耗的明細

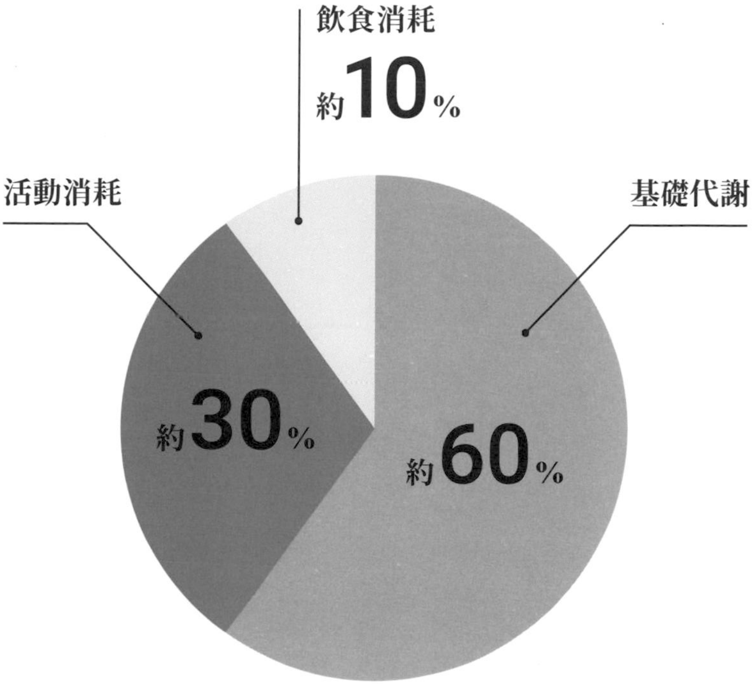

出處：厚生勞動省「e-Healthnet」

一如前頁的圖表所示，消耗的熱量之中，基礎代謝約佔六成，而日常活動的運動消耗只佔三成。換言之，基礎代謝是決定食物是否轉換成體脂肪的關鍵。

您可知道，在無自覺的情況下不斷消耗熱量的基礎代謝率，其實會隨著年齡產生變化嗎？

這點將在下一節說明。

Point

- 代謝可分成三大類
- 基礎代謝指的是呼吸這類基礎活動消耗的熱量
- 消耗的熱量有六成是基礎代謝
- 運動與日常活動的運動消耗約佔整體的三成
- 基礎代謝率會隨著年齡改變

了解自己的基礎代謝率

如次頁的表格所示，基礎代謝率會隨著成長上升，過了十五歲會達到巔峰，之後再慢慢下滑，這也是十幾歲的年輕人不管從事什麼活動，都會喊肚子餓的理由。

基礎代謝率會隨著體格變動，愈是壯碩，消耗的熱量愈多。當代謝隨著年紀增長而衰退，卻還不改年輕時候的飲食習慣，體脂肪當然會增加！如果不想控制飲食，那麼就得練出肌肉，提升基礎代謝率。

第一步先從確認自己的基礎代謝率開始吧。

基礎代謝基準值

年齡	男性 基礎代謝基準值（kcal／日）＊每公斤體重	男性 基礎代謝率（kcal／日）＊基礎體重的參考值	女性 基礎代謝基準值（kcal／日）＊每公斤體重	女性 基礎代謝率（kcal／日）＊基礎體重的參考值
1～2歲	61.0	700	59.7	660
3～5歲	54.8	900	52.2	840
6～7歲	44.3	980	41.9	920
8～9歲	40.8	1140	38.3	1050
10～11歲	37.4	1330	34.8	1260
12～14歲	31.0	1520	29.6	1410
15～17歲	27.0	1610	25.3	1310
18～29歲	23.7	1530	22.1	1110
30～49歲	22.5	1530	21.9	1160
50～64歲	21.8	1480	20.7	1110
65～74歲	21.6	1400	20.7	1080
75歲以上	21.5	1280	20.7	1010

出處：日本人的飲食攝取基準（二〇二〇年度版）

基礎代謝率的計算方式（Harris- Benedict 方程式）

男性

66＋13.7×體重（kg）＋5.0×身高（cm）－6.8×年齡＝基礎代謝率（kcal）

女性

655＋9.6×體重（kg）＋1.7×身高（cm）－4.7×年齡＝基礎代謝率（kcal）

之所以要利用高蛋白產品增加肌肉量，提升基礎代謝率，是因為**肌肉消耗熱量的速度約是脂肪的三倍**，所以長肌肉比囤積脂肪更能有效提升基礎代謝率，如此一來，**即使沒在活動，也能繼續消耗熱量**！

Point

- 基礎代謝率會隨著年齡變化
- 基礎代謝率的巔峰落在十五歲左右，之後將慢慢下滑
- 肌肉消耗熱量的速度約是脂肪的三倍
- 增加肌肉，可在活動停止的狀態下持續消耗熱量

提升睡眠品質，打造易瘦體質

基礎代謝率會隨著肌肉量增加，但其實睡眠品質的好壞與基礎代謝率的增減也有密切關係。這是因為中性脂肪會在睡眠中分解，肌肉也會在此時修復、促進新陳代謝的生長激素亦會持續分泌。

假設睡眠品質不佳、生長激素分泌不足，新陳代謝的速度就會衰退，基礎代謝率隨之下降。

要讓生長激素正常分泌，進入夢鄉的前三個小時非常重要，因為這三個小時會進入所謂的「非快速動眼期」（大腦活動下降的睡眠狀態），大部分的深層睡眠都出現在這個時候。

一整天分泌的生長激素，約有七～八成會在此時分泌，新陳代謝的速度也會在這

快速動眼期、非快速動眼期

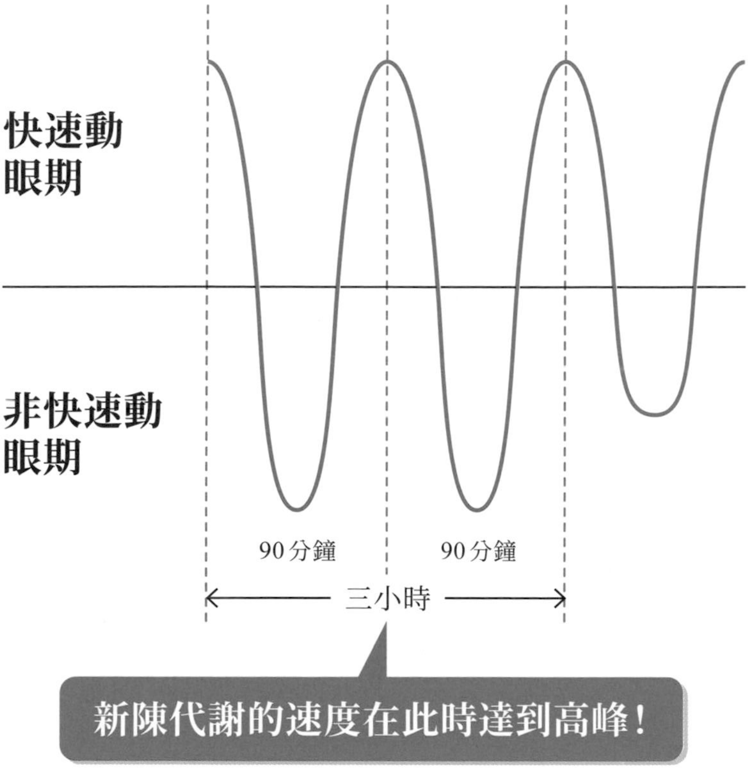

三小時之內達到高峰！所以為自己準備不會睡到一半醒來、能在前三小時內沉睡的環境是非常重要的。

也有實驗指出，平均睡眠時間較短的人與一般人相較之下，食慾增強激素的飢餓素的分泌量較高，抑制食慾的瘦體素分泌較少。

此外，**睡眠不足會出現胰島素阻抗現象，無法穩定餐後血糖；睡眠品質不佳則會讓運動量減少，消耗熱量的速度也會下降**。因此可知，**睡眠不足絕對不利於減重，簡直可說是百害而無一利**。

最近也有資料指出**蛋白質可提升睡眠品質**。

當手腳這類末梢的部分溫度上升與放射熱能，內部溫度也跟著下降時，我們自然而然會墜入夢鄉。

令人驚訝的是，在就寢前攝取甘胺酸這種胺基酸（組成蛋白質的成分）可讓腳部的表面體溫上升，提升熱能放射效率，深部體溫下降的效果！

而且甘胺酸還有讓我們快速進入熟睡狀態，以及拉長深層睡眠時間的效果。因此若覺得自己老是睡不熟，可試著攝取含有甘胺酸的蛋白質。不過，有些意見指出甘胺酸會減弱特定的抗精神病藥物的效果，所以最好避免同時攝取。

統計指出，**若以平均睡眠時間為七小時的人為基準，只睡六小時的人變胖的機率高出23%，只睡五小時的人為50%，小於等於四小時的人為73%**。睡眠時間不足意味著醒著的時間比睡得久的人來得長，清醒的時候會想攝取更多的熱量，所以會變胖也自然不在話下。

話說回來，睡太久似乎也不利健康。十八歲以上的人應介於七～九小時，六十五歲以上的人應介於七～八小時才是適當的睡眠時間。

由此可知，**優良的睡眠品質是減重的必須因素，在檢視睡眠品質的同質，若能一併攝取蛋白質，減重將更有機會成功**。

Point

- 平均睡眠時間較少的人比較不容易分泌抑制食慾的荷爾蒙
- 組成蛋白質的胺基酸可提升睡眠品質
- 優良的睡眠品質是減重的關鍵
- 同時攝取蛋白質可提升減重效果！

COLUMN 2

實測！本書編輯也在一個月內瘦了七公斤！

為了驗證蛋白質減重法的效果，本書的責任編輯Y小姐也在疫情期間試著挑戰！

32歲的Y小姐屬於不高不矮、看起來稍微肉肉的體型。愛吃的她也愛喝酒，但很討厭運動，一過三十歲，身上就多了10公斤以上。之前試過不少減重的方法，但都因為太辛苦而放棄。

我向她推薦的第一個方法是進階課程（參考152頁），打算在Y小姐習慣吃飽飽的身體中安裝變瘦的齒輪。

Y小組在減重的前一天晚上，就先將家裡的食材放入冷凍庫，接著就在萬事皆備的情況下，開始三餐都攝取蛋白質產品的飲食生活。

為了避免吃膩，她購買了九種蛋白質產品，讓自己能每餐吃到不一樣的味道。雖然吃的都不是固體食物，但或許是蛋白質的效果，她幾乎不會覺得肚子餓；如果莫名地想吃某些東西，就立刻運動。體重在如此努力之下慢慢下降，但她在減重的尾聲時忍不住爆飲爆食，最終十四天只瘦了1.8公斤。

此時Y小姐鼓勵自己再減重十四天。這次她選擇的是入門課程，每日的總攝取熱量也抑制在一千大卡之內，然後一週至少慢跑三次，結果體重又往下掉了6.8公斤。

「挑戰入門課程的時候，只有早餐攝取蛋白質，其他維持正常的飲食而已。老師提供的蛋白質食譜很豐富，所以不會覺得吃得很痛苦，運動也只是邊看電視邊做而已。雖然現在因為疫情不能出門，但是等到疫情趨緩，我想穿上新洋裝出門！」

Chapter 3

破除蛋白質減重法的不實謠言

提及蛋白質減重法，時常有著這樣吃很危險、容易復胖等不少反對聲音。
難道這種減重方式真的對身體有害，而且會變得更胖嗎？
本章將針對這些謠言一一驗證說明。

過度攝取蛋白質會導致脂肪囤積？

前面章節也提過，蛋白質不同於碳水化合物與脂質，會有一部分形成脂肪，但大部分會轉換成組成肌肉與內臟所需的蛋白質，也會轉換成熱量再被消耗，所以很難轉換成脂肪。

即使是很難轉換成脂肪的蛋白質，1公克還是具有4大卡的熱量，所以吃太多蛋白質還是有可能出現過度攝取熱量的問題。從這點來看，會變胖不是因為採取高蛋白飲食，而是因為在進行高蛋白飲食中過度攝取，每日總攝取熱量高於每日總消耗熱量所導致。

假設攝取高蛋白產品，卻不調整食量也不運動，那當然會變胖。

也有人認為攝取蛋白質會加速脂肪燃燒。飯後片刻，營養素會在體內分解成熱量，進而被消耗，這種反應稱為「攝食產熱效應」，英文稱為「DIT」。

於DIT消耗的熱量約為整體的10%，而且每種營養素的比例都不同，但**蛋白質所產生的熱量居然有30%會因DIT消耗**。醣質則約為6%，脂肪約為4%，由此可知蛋白質的比例明顯高出許多。

適量攝取高蛋白產品不僅不會變胖，還能促進熱量消耗，而且飲用高蛋白產品會有飽足感，所以食量會跟著減少，有效預防吃太多。只要注意攝取的熱量，就絕對不會因為攝取高蛋白產品而變胖。

攝取高蛋白產品會變胖的理由

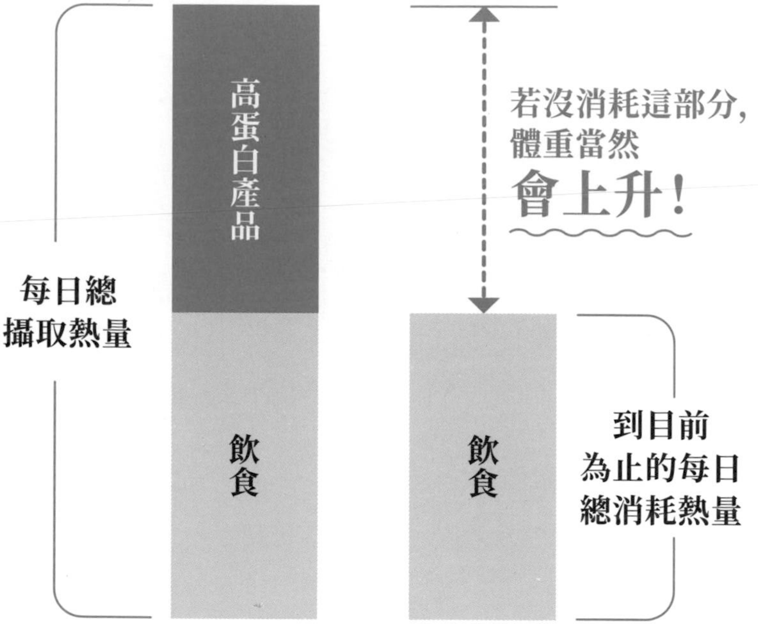

Point

- 蛋白質也有熱量
- 每日總攝取熱量高於每日總消耗熱量就會變胖
- 蛋白質有助脂肪燃燒
- 蛋白質能營造飽足感，因此能讓食量變小
- 注意總攝取熱量就不用擔心變胖

蛋白質減重會導致骨質疏鬆症？

之前運動醫學與營養學界曾討論「過度攝取蛋白質，罹患骨質疏鬆症的風險是否會增加」的議題。但在最近的檢驗中發現，透過高蛋白產品攝取高蛋白質，不會妨礙骨頭形成。

那麼骨頭究竟是怎麼形成的呢？或許大家應該都知道，鈣質對於骨頭成長非常重要，但是**蛋白質也在骨頭的成長過程扮演非常重要的角色**！

骨頭具有堅硬與柔軟這兩種性質，假若讓骨頭變得強壯的是鈣質，那麼**讓骨頭變長的就是蛋白質**。

生長激素可讓骨頭前端（骨端）的軟骨細胞不斷增生與增長，而軟骨細胞的原料就是蛋白質。

換言之，**鈣質與蛋白質的交互作用可讓骨頭既堅硬又強韌**，而且骨頭會因為運動帶來的刺激變得更強壯。提倡運動的蛋白質減重法，當然只會讓骨頭變得更強壯。

話說回來，為什麼會有「攝取高蛋白產品，骨頭會變得脆弱」的說法出現呢？原因出在動物性蛋白質在消化過程產生的「酸」。這種酸會讓體內的鈣隨著尿液排出，所以才會出現大量攝取動物性蛋白質，會導致鈣質流失，不利骨質形成的說法。

不過後續的檢驗也證實，骨質密度不會因為攝取高蛋白產品而改變。

攝取高蛋白產品不僅不會讓骨頭變得脆弱，若能一同攝取鈣質，就能進一步強化骨質。

Point

- 蛋白質是骨頭形成所需的營養素
- 蛋白質可讓骨頭增長
- 鈣質與蛋白質可讓骨頭變得堅硬強韌
- 攝取蛋白質不會對骨頭造成影響

蛋白質減重會容易吃壞肚子？

我們的腸道有超過一百種以上的腸道細菌棲息，數量甚至超過一百兆個。其中又可分成好菌、壞菌與中性菌這三種；數量最多的是中性菌，其次是好菌，壞菌的數量最少。

若是過度攝取動物性蛋白質，身體無法消化的蛋白質會直接進入腸道，供給壞菌營養，腸道環境會因此失衡，所以才會流出攝取蛋白質「會吃壞肚子」的傳言。

除了高蛋白產品之外，過度攝取動物性蛋白質會導致蛋白質停留在腸胃的時間過長，有可能造成腸胃較弱的人負擔。

不過可別忘了蛋白質也是消化酵素的原料之一！蛋白質攝取不足，一樣會造成消化不良與拉肚子。

如果是自覺腸胃不夠強壯的人，建議多次少量攝取高蛋白產品，才能有效吸收蛋白質，例如將一天的量分成十次攝取，或是搭配生薑、大蒜、白蘿蔔這類含有蛋白質分解酵素的食品，就能促進消化吸收與減輕腸胃的負擔。

不管是什麼營養素，只要過度攝取都有害身體，但大家不用太過擔心，只要不超過各年齡層的單日建議攝取量（參考63頁），就不會造成腸胃負擔。

腸胃不好的人如何攝取高蛋白產品

每日乳清蛋攝取量

早 → 少 → 少 → 少 → 少 → ••• → 晚

分成10次左右

↓

少量逐次攝取！

一起攝取，可減輕腸胃負擔

具有蛋白質分解酵素的食品

生薑	大蒜	白蘿蔔
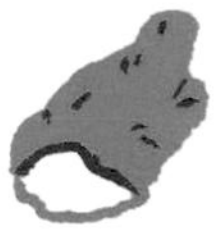		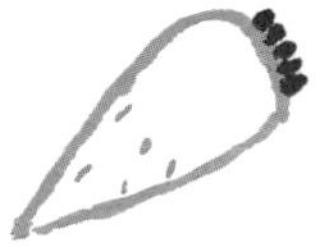

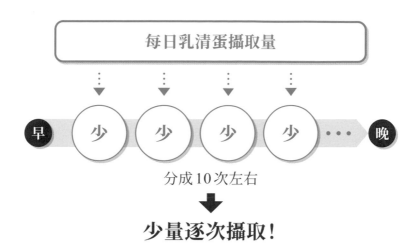

Point

- 過度攝取蛋白質會導致腸道環境失衡
- 蛋白質攝取不足有可能出現消化不良的問題
- 腸胃不好的人可少量多次攝取
- 不超過每日建議攝取量就不會造成腸胃負擔

蛋白質減重會對腎臟造成負擔？

提及蛋白質減重法時，確實也流傳著會對腎臟造成負擔的質疑。之所以出現這樣的擔憂，似乎與過度攝取的蛋白質分解出氮素有關。

我們從食物攝取的蛋白質會不斷在體內合成與分解，多餘的蛋白質會分解成氮素，負責將這種氮素排出體外的是肝臟與腎臟。多餘的氮素會轉換成氨，而氨對身體有害，所以會先在肝臟轉換成無毒的尿素，接著在腎臟經過處理，再隨著尿液排出。

假設過量攝取蛋白質，多出來的氮素就得轉換成尿液，對肝臟與腎臟也會造成更多負擔。這也是攝取蛋白質會造成內臟疲勞的理由。

不過這與上述其他狀況一樣，都是「過度攝取」才會發生的問題。換言之，只要不超過每日建議攝取量，就不會發生這類問題。

日本厚生勞動省提出的「每日飲食攝取基準」也只有「目前未有報告指出蛋白質的攝取上限」，可見攝取上限目前沒有明確的規範。但若腎臟原本就有問題，就該先詢問醫師再進行蛋白質飲食。

在氮素方面，某項研究指出，隨著蛋白質的攝取量，體內的水分會跟著減少，而要將多餘的氮素排出體外，意味著必須攝取更多的水分。

所以只要攝取足夠的水分，就不需要為了害怕脫了而減少蛋白質的攝取量。**攝取蛋白質與運動的時候，大家記得攝取足夠的水分喔**。

Point

- 多餘的蛋白質會轉換成氮素
- 氮素會轉換成氨，在腎臟變成尿液再排出體外
- 過度攝取蛋白質會對肝臟與腎臟造成負擔
- 不超過建議攝取量就不會對肝臟與腎臟造成負擔
- 充分攝取水分，避免因為攝取過量蛋白質而脫水

掌握正確知識並徹底實踐

檢驗了各種坊間說法後，我們可以整理出一個重點，就是無論採取哪種減重或健康療法，都要注意「過猶不及」的問題。**蛋白質固然是構成肌肉的原料，過度攝取還是會對身體造成傷害**。

只要遵守每日建議攝取量（參考63頁）與依照高蛋白產品的包裝指示攝取蛋白質，蛋白質減重法就不會有任何問題。

要想體驗減重的效果，除了**攝取高蛋白產品，也要避免從三餐攝取過多的熱量**。

Point

- 過量攝取蛋白質有害健康
- 遵守各高蛋白產品製造商的建議量，就不會有任何危險
- 避免從三餐攝取過多的熱量
- 徹底控制熱量的攝取，能進一步提升減重效果

COLUMN 3

高蛋白產品能緩解憂鬱症狀？

蛋白質除了是製造肌肉的原料，還有許多很棒的好處，其中之一就是能改善心理問題。

一般認為，人類大腦擁有一百億至一千億個神經細胞，資訊會在這些神經細胞之中穿梭，形成我們的情緒與思路。這些資訊的傳遞是透過電子訊號，而當資訊傳遞給其他神經細胞時，細胞的突觸會釋放神經傳遞物質給其他的細胞，完成資訊傳遞的過程。

這種神經傳遞物質的種類有很多，其中一種是讓我們擁有喜悅、快樂這些情緒的多巴胺，以及穩定情緒的血清素。而神經傳遞物質的原料就是胺基酸，所以我們的身體才會這麼需要蛋白質！

憂鬱症及其他精神疾病的患者的確會因為壓力發病，但一般認為，另一項發病的原因是神經傳遞物質不足，因此容易煩燥、不安的人應該重新檢視蛋白質的攝取量。

蛋白質也是兒童非常需要的營養素。蛋白質除了可幫助肌肉與骨骼成長。從腦內神經傳遞物質的角度來看，蛋白質與心理成長也有相當的關係，若能攝取充足的蛋白質，讓人對事物感到好奇的多巴胺與穩定心情的血清素就會正常分泌，自律神經與身心都能保持平衡，睡眠的生理時鐘也能保持穩定節奏。

要讓蛋白質徹底發揮效果，必須從早餐開始攝取足量蛋白質。在起床後攝取充足的蛋白質，就能啟動肌肉合成的開關，也能提升熱量代謝速率，整天都能保持身心活躍。

不同年齡的兒童也需要攝取不同份量的蛋白質，請大家參考63頁的表格，決定蛋白質的攝取量。

Chapter 4

高蛋白產品的有效攝取法則

高蛋白產品的種類有很多，哪些適合減重，又該攝取多少才適量呢？
本章將為大家介紹挑選與攝取高蛋白產品的方法。

市面上常見的高蛋白產品

最近市面上已出現許多高蛋白產品，種類多得讓人眼花繚亂，到底該怎麼挑選比較好呢？

高蛋白產品大致可分成兩大種，一種是動物性蛋白質的高蛋白產品，主要是以牛奶為原料的高蛋白產品或酪蛋白製成；另一種是植物性高蛋白產品，主要的成分是來自大豆的植物性蛋白。

接著讓我們看看這兩種高蛋白產品的特徵。

乳清蛋白（動物性）

這種以牛奶為原料的高蛋白產品是目前的主流，乳清具有修復肌肉的效果，也有能於體內順利吸收的特徵，有在健身的消費者通常會選擇這種乳清蛋白。

乳清蛋白主要有三種製造方法，所含的營養素也都不太一樣。

WPC製法（Whey Protein Concentrate）

中文稱為濃縮乳清蛋白製造法，主要是利用濾膜過濾乳清，再濃縮濾出的液體。這種製造方式的好處在於可保留鈣、維生素這類營養素，也比較容易留住乳糖，所以喝牛奶會拉肚子的人，不應選購這種產品。乳清蛋白相對來說比較便宜。

WPI製法（Whey Protein Isolate）

又稱離子電荷過濾法，主要是以WPC製法取得蛋白質之後，再以離子電荷過濾的方式製作高濃度的乳清蛋白。

這種製造方法的特徵在於蛋白質含量高達90%，而且乳糖含量很低，喝了肚子比較不會脹氣或是咕嚕咕嚕叫。

由於純度較高，製程又比較複雜，所以價錢略高於WPC製法的產品。

WPH製法（Whey Protein Hydrolysate）

又稱水解法，主要是利用微生物的酵素將蛋白質分解成胺基酸與較小的胺基酸胜肽。這種製法的特徵在於含有高比例的白胺酸（胺基酸的一種），消化吸收率也非常高。

由於蛋白質的含量較高，所以這類產品通常都比較貴。

酪蛋白產品（動物性）

這是與乳清蛋白同樣以牛奶為主成分的高蛋白產品，主成分的酪蛋白具有組成鮮奶的80%的蛋白質。

雖然不易水解的酪蛋白比乳清蛋白需要更多時間消化與吸收，卻更讓人覺得有飽足感，也比較不容易覺得餓，所以很適合減重使用。

由於血液的胺基酸濃度維持在高檔，就能減少進食量，所以也很受消費者歡迎。

一般認為，這種高蛋白產品能促進腸道蠕動，提昇免疫力，但有點難溶化，也常被誤認為乳清蛋白，不過，酪蛋白含量較高的產品通常會比較貴一點。

大豆蛋白（植物性）

這是以大豆為原料的植物性蛋白，特徵與酪蛋白一樣，都需要較多的時間消化與吸收。

這類高蛋白產品雖然需要更多的水才能調開，不摻甘味劑就難以下嚥，但是**喝乳清蛋白會拉肚子的人，很適合改喝大豆蛋白**。

此外，大豆含有**抗老化、抗氧化、降低血脂、平衡荷爾蒙的異黃酮與皂素**，所以這類高蛋白產品特別適用女性使用。

Point

- 高蛋白產品大致分成動物性與植物性兩種
- 動物性蛋白質又分成乳清蛋白與酪蛋白
- 乳清蛋白會因製造方式而含有不同的營養素
- 植物性蛋白的大豆含有異黃酮與皂素

理想的胺基酸平衡

我們已經知道高蛋白產品主要分成動物性與植物性兩種，但哪一種在減重時比較好呢？

不管是動物性還是植物性的蛋白質，都是由約二十種的胺基酸組成，其中包含**九種人體無法自行製造的必需胺基酸**，換言之，胺基酸就是組成蛋白質的物質。我們透過飲食攝取的蛋白質會分解為胺基酸，經過代謝後，會再組成蛋白質。

最理想的是在攝取蛋白質的時候，透過這些蛋白質攝取體內無法合成的必需胺基酸，但我們其實很難精算必需胺基酸的攝取量，所以能幫助我們了解胺基酸攝取量的**是量化必需胺基酸的含量與均衡度，評估蛋白質品質的胺基酸分數**。

胺基酸分數可告訴我們各種食品所含的必需胺基酸與必須攝取量的比例，若是該食品所含的必需胺基酸可滿足必須攝取量，其胺基酸分數就會是１００。

換言之，**胺基酸分數愈接近１００，該蛋白質的品質愈優異，必需胺基酸的含量也愈均衡**！從眾多的高蛋白產品挑出胺基酸分數為１００分的產品，就能攝取營養均衡的蛋白質。

此外，必需胺基酸的纈胺酸、白胺酸、異白胺酸與肌肥大有關，尤其白胺酸能活化對肌肉細胞的遺傳基因下達增生肌肉指令的物質。

只要記住在運動的時候攝取白胺酸，可讓增生肌肉的物質活化，能讓肌肉變大這點就夠了。

若問動物性與植物性的蛋白質有何特質，**動物性蛋白質的特徵在於含有較豐富、較均衡的必需胺基酸**，尤其體內無法自行製造的必需胺基酸含量更是比植物性蛋白質高，最適合用來補充增生肌肉與組織的原料！

相較之下植物性蛋白質的必需胺基酸就比較少，但脂質也相對較少，而且**大豆所**

含的精胺酸能提升免疫力，促進新陳代謝與燃燒脂肪，所以這種胺基酸可說是有助健康與減重的最佳必需胺基酸！

更重要的是，**組成蛋白質的二十種胺基酸中，只要缺少一種，肌肉就不會增生**。所以不管是選擇動物性蛋白還是植物性蛋白，都必須均衡攝取。就比例而言，動物性蛋白的攝取率若低於30％以下，胺基酸的攝取就會失衡，所以建議以一比一的比例攝取這兩種蛋白質。

此外，最近的研究也發現，就算攝取的是同一種胺基酸，從動物性蛋白或植物性蛋白攝取，對人體產生的效果也會有所不同。

目前已知的是，同時攝取植物性與動物性蛋白，不僅能持續吸收蛋白質，也能避免肌肉萎縮。

不管是攝取動物性還是植物性的蛋白，都要注意單日蛋白質必須攝取量，也要依照高蛋白產品的指示，以正確的方式攝取與攝取適當的量。

理想的胺基酸平衡

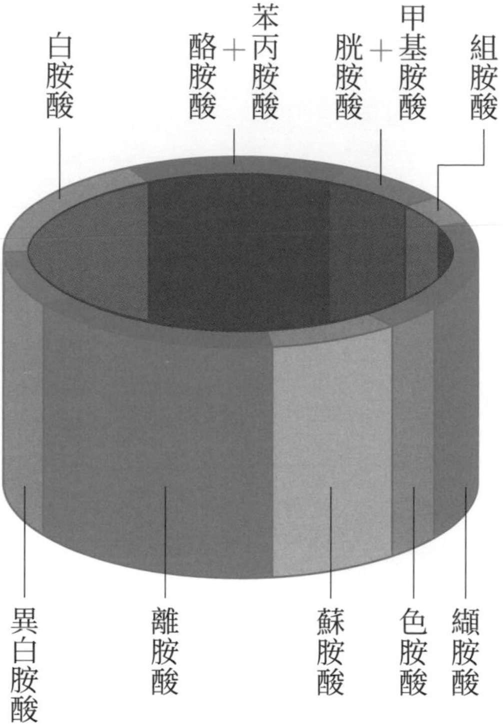

常用來說明胺基酸分數的「水桶理論」。桶子的每塊板子的長度都是相對於各胺基酸相對於基準值的比例，而桶子裡蓄的水就是胺基酸分數。

Point

- 蛋白質由約二十種胺基酸組成
- 人體無法自行製造的必需胺基酸有九種
- 動物性蛋白與植物性蛋白的功能不同
- 同時攝取可持續吸收蛋白質，避免肌肉萎縮
- 均衡攝取動物性與植物性蛋白最為理想！

早晨攝取蛋白質最有效率！

關於該在哪個時段攝取蛋白質，目前所知眾說紛云，有些意見認為要從三餐均衡攝取，有些則認為要在餐與餐之間攝取。

我的建議則是將**早餐換成蛋白質滿分的菜色**，因為早上是最不容易變胖的時段！攝取蛋白質之後，會不斷合成肌肉所需的蛋白質，但是肌肉會在用餐結束過了一段時間之後，從合成模式進入分解模式。餐與餐之間的間隔以晚餐到早餐為最長，蛋白質也最不容易在這段時間補給，所以肌肉一直處於分解的模式。

若要阻止肌肉繼續分解，**可在早餐的時候攝取大量的蛋白質，讓肌肉從分解模式轉換成合成模式**。

此外，若在每日之始的早晨攝取蛋白質，那麼就算沒有重訓或從事其他的激烈運動，光是一整天的活動就足以讓肌肉增加，這算是很迷人的效果吧。

只要早上攝取足夠的蛋白質，單單是手上拿著包包走到公司、曬衣服或其他看似簡單的動作，都能讓肌肉增加，進而提升基礎代謝率！到哪裡找得到這麼簡單的減重方式呢？

要注意的是，要透過這些動作增強肌力是有祕訣的，所以本書將從130頁開始介紹相關的細節。

早晨攝取蛋白質的好處

在早餐攝取蛋白質之後

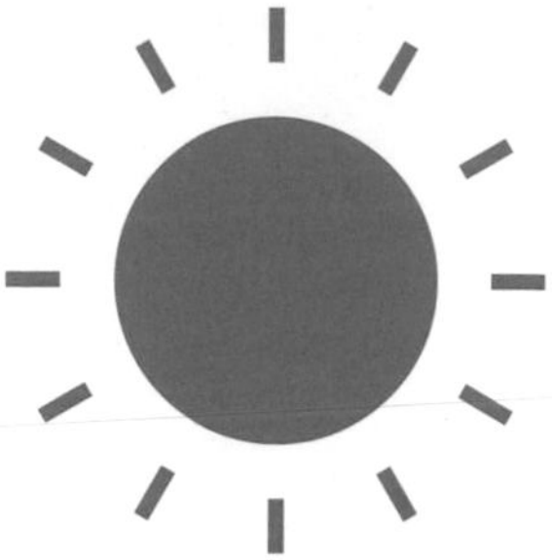

肌肉從分解模式切換成合成模式

一整天的活動都變成增加肌力的訓練

打 掃

洗 衣 服

通 勤

準 備 三 餐

其 他 ……

Point

- 將早餐換成蛋白質滿分的菜色會得到很棒的效果
- 早餐的蛋白質可啟動肌肉合成模式！
- 一整天的活動都會變成肌力增強運動
- 透過每個動作增強肌力是有祕訣的

攝取蛋白質要多「咀嚼」

決定早餐要如何規劃蛋白質食譜時，最好能參考本書收錄的食譜，選擇可以多咀嚼的食物！

飲食的基本在於咀嚼。雖然液態的蛋白質飲料更容易攝取，但若不經咀嚼，我們的口腔就不會分泌唾液。

唾液含有許多健康成分，其中之一就是「澱粉酵素」這類消化酵素，當澱粉酵素增加，胃與小腸的負擔也會跟著減輕。

而且唾液還有能減少脂肪、增強肌肉、改善膽固醇數值、提升免疫力的成長激素「IGF-1」（類胰島素生長因子）、幫助骨骼、牙齒再石灰化與促進皮膚新陳代謝的青春激素「腮腺激素」、促進皮膚細胞再生的「EGF」（表皮生長因子）這些生理活性物質，所以才將唾液稱為「萬能激素」。

充分咀嚼食物可讓大腦的血流量增加，刺激大腦的飽食中樞、記憶力相關的海馬迴與抗壓性相關的杏仁核，讓我們遠離肥胖、提升精氣神以及增強抗壓力。

若是早上總是很匆忙，喝杯自製的蛋白質飲料也是不錯的選擇；但如果行有餘力，不妨來份需要充分咀嚼的蛋白質早餐吧。

咀嚼的效果

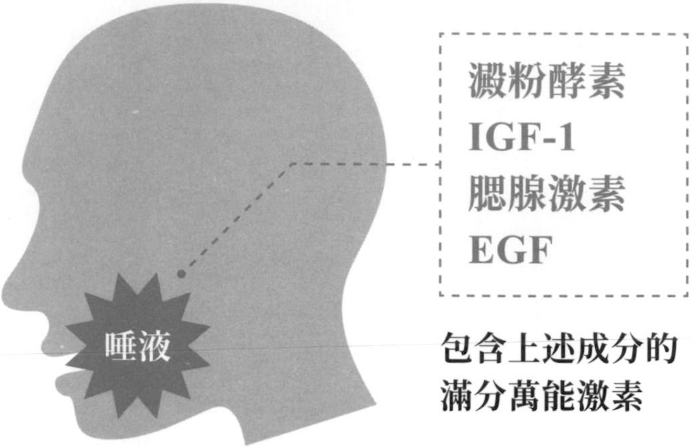

預防肥胖

提升精氣神

增強抗壓性

減輕腸胃負擔

Point

- 飲食的基本在於咀嚼
- 唾液可減輕胃與小腸的負擔
- 含有各種生理活性物質的唾液是萬能激素
- 咀嚼可避免肥胖、提升專注力與抗壓性

一併攝取可提升代謝效果的成分

一如前述，蛋白質需要與維生素B2、B6、B12這類維生素B群一起攝取，才能完成熱量代謝的循環。

但其實植物性蛋白質幾乎不含維生素B群，所以與動物性蛋白質、牛奶、大蒜、鮭魚一起攝取，才能促進蛋白質的代謝。

能活化蛋白質與強化肌肉、骨骼的維生素D也非常重要！魚類通常富含維生素D，像是小魚干或沙丁魚都能幫助我們攝取維生素D。

蛋白質的合成也需要鋅、鐵這類礦物質，牡蠣、海苔的鋅可讓蛋白質充分發揮效果，所以非常建議與蛋白質一併攝取，豬肝、貝類的鐵也是胺基酸轉換成腦內神經傳遞物質所需的礦物質。

再者，能幫助脂肪燃燒的肉鹼是由離胺酸這種胺基酸組成，但也需要維生素C從旁輔助。

若說到維生素C，奇異果、蜜柑、草莓、柿子、橘子、蘋果都含有豐富的維生素C，也富含有助美白與整腸維生素A、膳食纖維、礦物質、具抗氧化效果的植物性化學成分，所以很建議與蛋白質一併攝取。

此外，雖然大部分的人都視醣質為減重之敵，但也不能忘記攝取。

攝取過多的醣質固然會讓體脂肪上升，但**長期醣質不足，身體就會自動切換成節能模式，屆時連蔬菜所含的些微醣質都會轉換成體脂肪**。

一如前述，醣質也有緩解空腹感的效果。與蛋白質一起攝取含有醣質的水果或碳水化合物，就是一份飽足感十足的早餐，能讓肌膚看起來水潤有彈性的玻尿酸也是醣質，所以想美白的話，請與蛋白質一起攝取！

不過前面也提過，蛋白質會在體內分解出氮，而排出氮的器官是肝臟與腎臟，氮

一併攝取能提升代謝效果的食材與 NG 食材

效果UP！ 與蛋白質一併攝取

維生素B12

鮭魚、蜆、
海苔

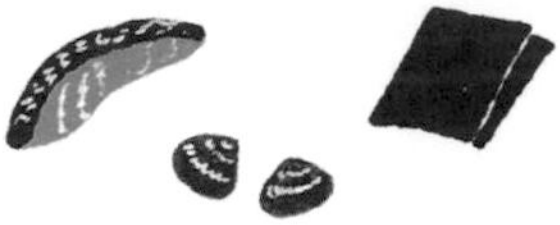

維生素B6

大蒜、鮪魚瘦肉、
蒟蒻

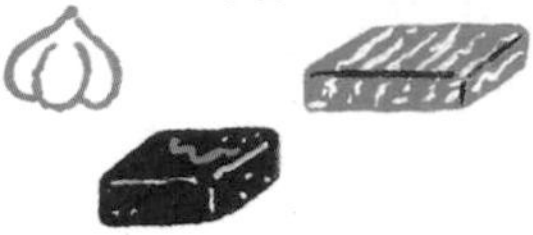

維生素B2

豬肉、起司、牛奶、雞蛋

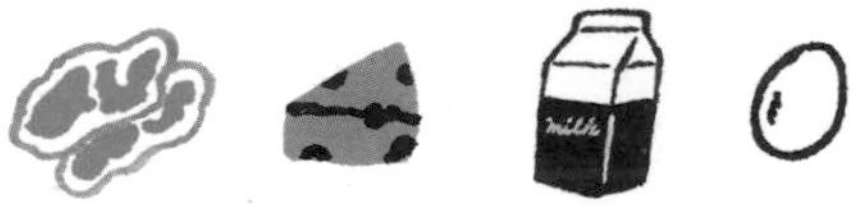

NG！ 與蛋白質一併攝取

會讓尿酸上升的食物

蝦子、菲力牛肉、啤酒

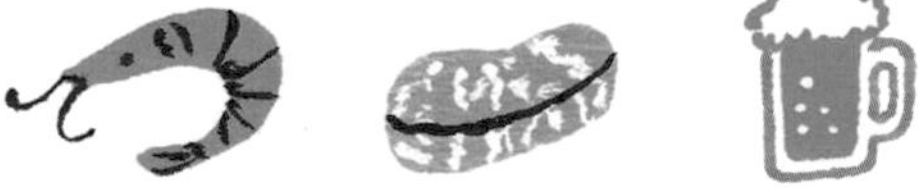

礦物質類（鋅、鐵與其他）

牡蠣、海苔、豬肝

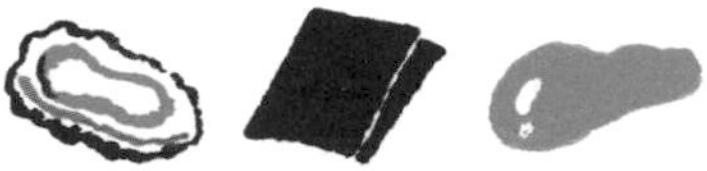

維生素D

小魚干、沙丁魚、菇類

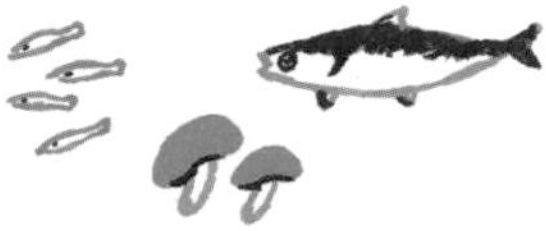

醣質

白飯、吐司、馬鈴薯

※但要避免過度攝取

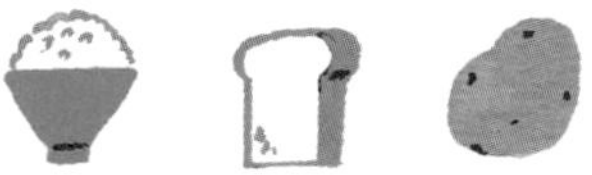

維生素C

奇異果、草莓、柿子

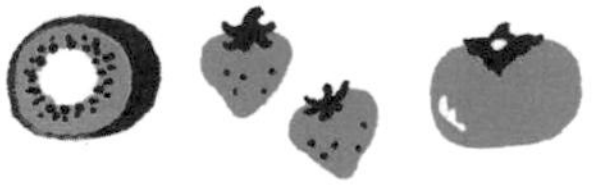

大豆食品

納豆、豆腐、豆皮

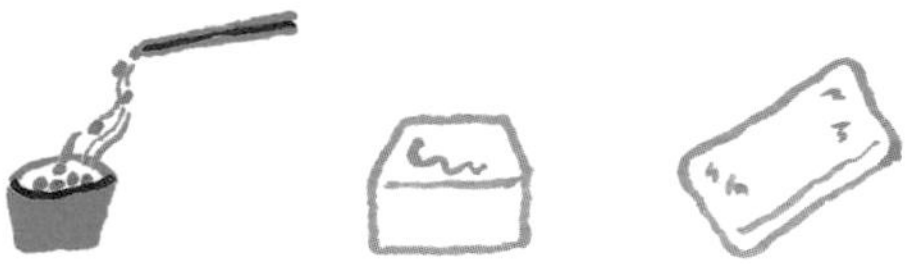

也會讓尿酸上升，所以攝取蛋白質的時候，要盡量避免攝取讓尿酸上升的食物。

此外，若是和蛋白質一同攝取大豆食品，也會導致體內的氮增加，所以也不太建議一併攝取。

Point

- 水果的營養素能提升蛋白質的效果
- 要產生肉鹼，需要維生素C從旁輔助
- 醣質攝取不足，反而會形成體脂肪
- 同時攝取蛋白質與醣質，可大幅提升飽足感
- 避免與尿酸過高的食物或大豆食品一同攝取

搭配運動攝取蛋白質

雖然前面提過很多遍，但在此還是要再提一次，那就是只攝取蛋白質是無法成功減重的！

因為只要蛋白質沒當成燃料消耗，也沒轉換成肌肉，基礎代謝就無法提升。

聽到「轉換成肌肉」這幾個字，有些人可能會以為得運動得半死，然後就想放棄。

不過大家如果知道平日的一舉一動都是能幫助我們增加肌肉的運動的話，恐怕對運動這件事會改觀吧。

不管站著、坐著或走路，我們都會用到「抗重力肌」。這代表只要姿勢正確，這些動作都是很棒的重訓！

由此可知，上班的時候，從家裡走到車站，將包包放到電車上面的置物架，抓著吊環，打掃家裡、曬衣服、刷浴缸，**每天這些看似平凡無奇的動作，其實都是能增加肌肉的運動**。

唯一要注意的是，漫不經心地做這些事，是無法增加肌肉的。要想透過這些動作增加肌肉，就**必須保持每個動作的姿勢都正確**。

接著為大家說明何謂正確姿勢。

當我們胖得肚子凸出來，重心很容易前傾。這時候需要**讓骨盤立起來，然後稍微縮小腹以及下巴；坐在椅子上的時候，也要想像有人把我們的頭垂直往天花板拉**。

如果想知道自己的站姿是否正確，可試著先把肩胛骨往內縮，接著將背靠在牆壁上，然後讓後腦杓與腳後跟也靠牆壁上，最後再放鬆肩膀，就是最自然的站姿。

只要注意姿勢是否正確，那麼不管做什麼動作，都是很棒的肌力訓練。

此外，如果真的很想變瘦的話，可在吃完飯之後立刻洗碗，或是作一些需要全身一起動的打掃工作，例如擦擦窗戶或地板，行有餘力的話，可每天倒垃圾或洗衣服。

衣服洗好後，就立刻曬乾與折好，一口氣完成整個流程。

只要注意保持姿勢正確，慢慢地肌肉就會增加，身體也會隨之轉換成易瘦體質。

此外，正確的姿勢能讓呼吸更加順暢，血液循環也會跟著變好，基礎代謝也會因此提升，而且血液循環變好後，就更容易讓老舊廢物從體內排出，也比較不容易疲倦，而且還能改善慢性的肩膀僵硬與腰痛。變瘦之後，生活會因此更有規律、更有朝氣，也會變得更加開心。

保持正確姿勢&可以同時執行的家事

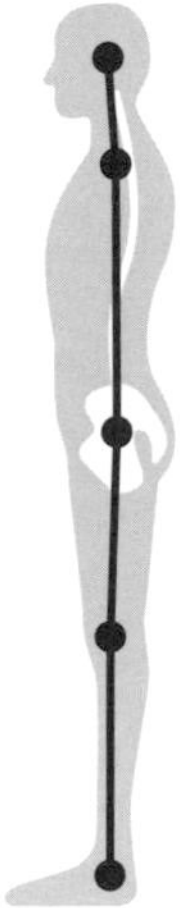

正確姿勢

- 下巴向後縮
- 肩膀放鬆
- 肩胛骨內縮
- 肚子稍微用力收起

保持正確姿勢，就能得到理想訓練效果的家事

- 擦窗戶
- 洗碗
- 擦地板
- 倒垃圾
- 洗衣服（曬衣服）

Point

- 日常生活中的一舉一動都是很棒的重訓
- 只要姿勢正確，一舉一動都能提升肌耐力
- 日常生活中的一舉一動都能打造適度的肌肉
- 時時保持姿勢正確，能讓生活變得規律，也能變得更加健康！

加入額外健身訓練，減掉體重

雖然以正確的姿勢做家事就能感受到明顯的效果，但如果想進一步體驗蛋白質減重法的效果，建議多做一些簡單的健身訓練。

我推薦的健身訓練基本上都是沒什麼負擔的動作。因為一旦有負擔，就很難每天做對吧？好不容易開始的減重也會前功盡棄。總之重點就是抱著「不做明天做不了的運動」這種心情，做一些每天都能進行的健身訓練！

此外，想利用蛋白質增加肌肉量的話，就要進一步促進血液循環，所以要利用一些健身訓練鬆開緊繃的肌肉，促進血液流動。

再者，空腹感來自副交感神經，而肌肉則由交感神經控制，所以在空腹的時候訓練，能有效抑制空腹感，請大家在肚子餓或吃太多的時候訓練看看。

從次頁開始，要為大家介紹一些能邊看電視邊進行的健身動作。

提腿練腹肌

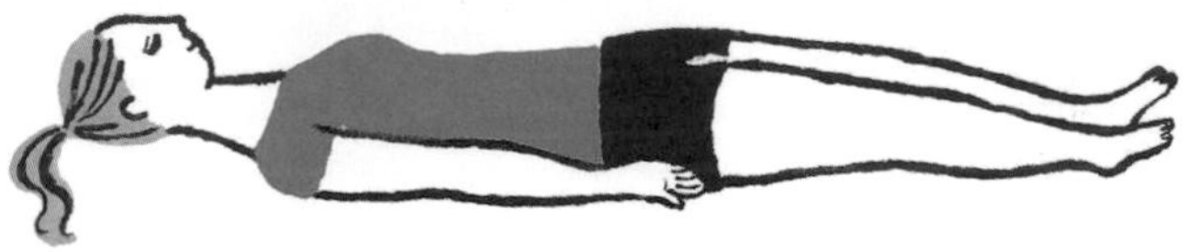

1 先在地上仰躺。

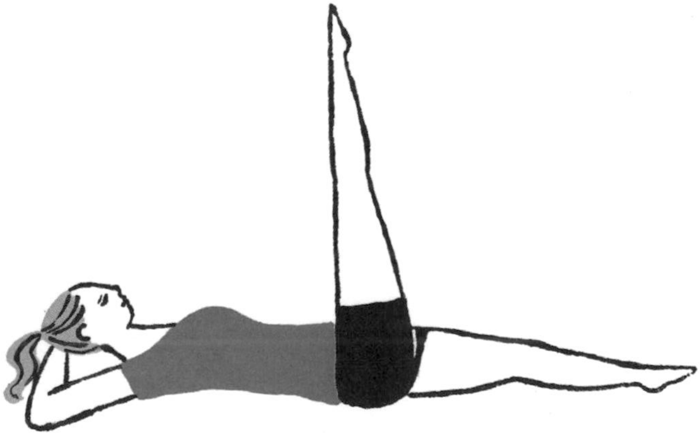

2 將手抱在頭後，單腳往上抬。

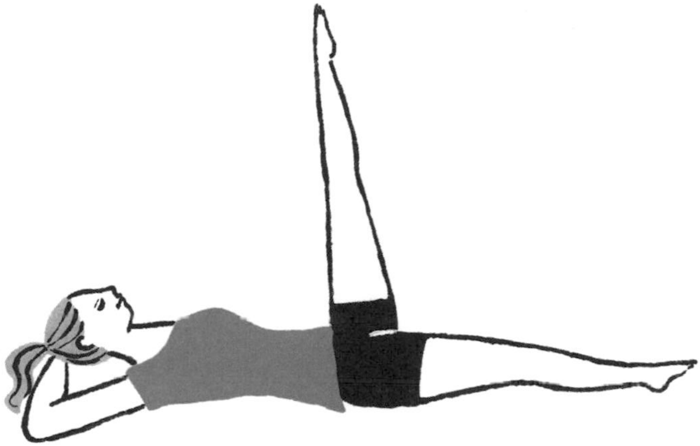

3｜放下上面的腳，抬起另一隻腳。

每次20～30下，早晚各做一組。

簡易版伏地挺身

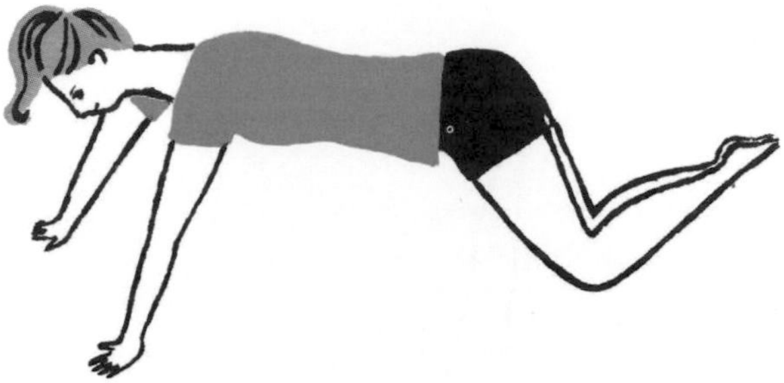

1 先趴在地上，並且雙手、雙腳膝蓋為支點。初學者可讓兩手張開的寬度小於肩膀寬度，熟練之後，再讓雙手張開一點。

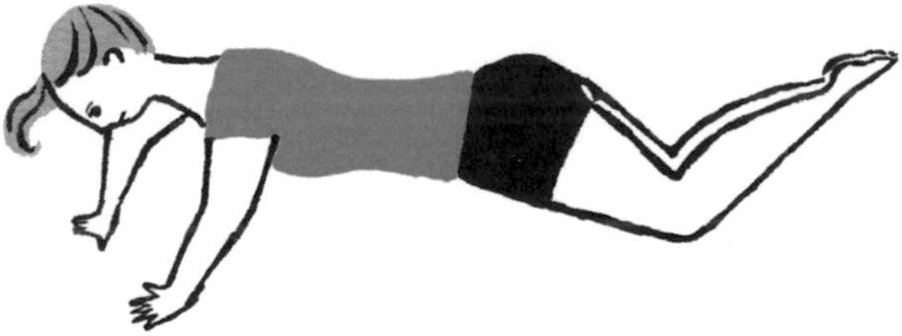

2 手肘彎曲，讓胸口往地板靠。這時候的重點在於將身體往前帶，而不是後面的部位往前。

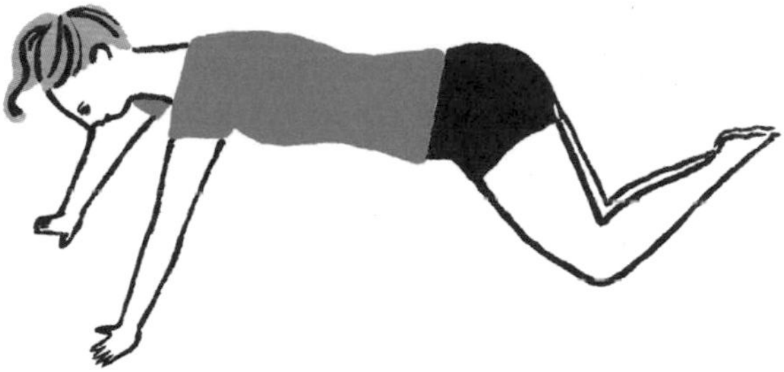

3 打直手臂，回到步驟1的狀態。

每次20下，早晚各做一組。

利用桌子深蹲

1 站在桌子旁邊，將手扶在桌子上。

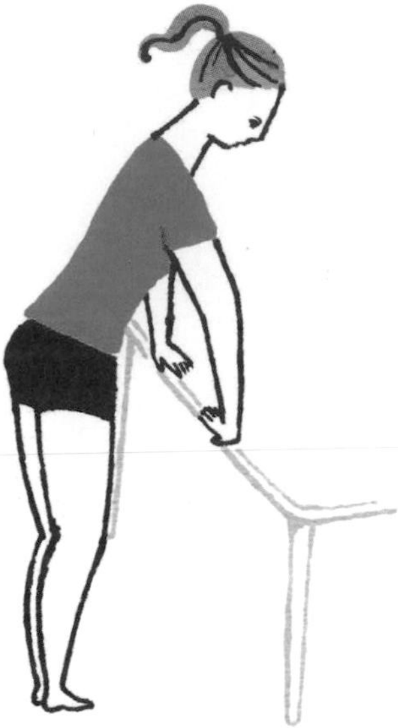

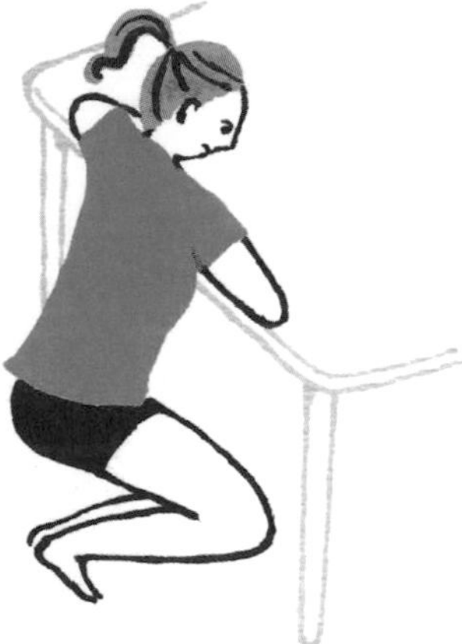

2 扶著桌子的同時，讓膝蓋像是潛往桌子底下般往下蹲。

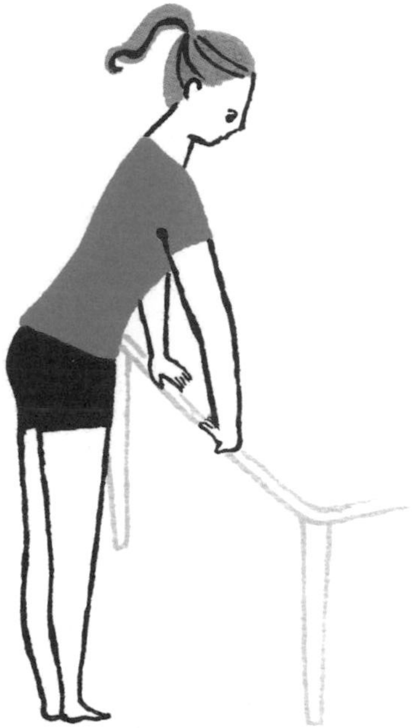

3 站起來，回到步驟1的
姿勢。

每次30下，早晚各做一組。

寶特瓶上下推運動

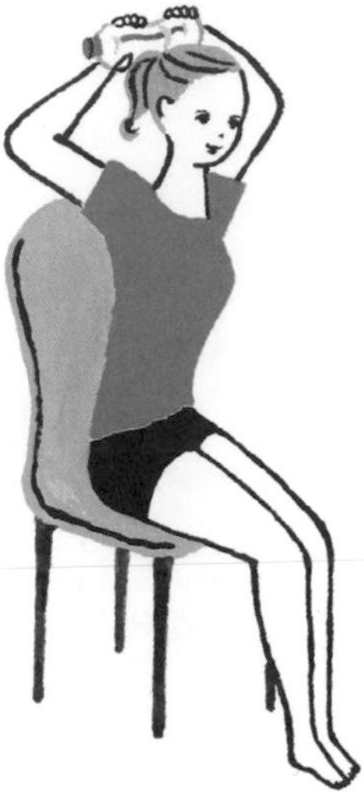

1 坐在椅子上的同時，肚子內縮。將裝了2000毫升的水的寶特瓶放在頭部後方。

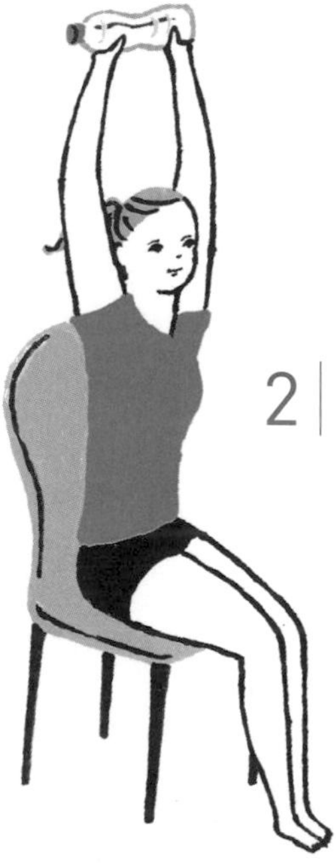

2 將寶特瓶上推。

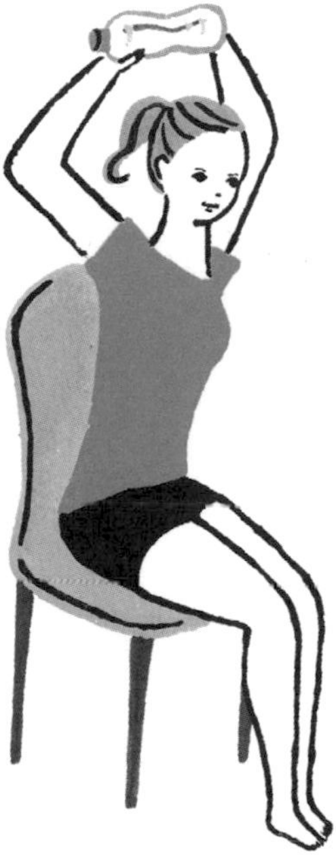

3 推到底之後，慢慢讓寶特瓶回到原本的位置。

每次15下，早晚各做一組。
如果沒辦法把寶特瓶推到底，可先把水量減半或是以空瓶訓練。

COLUMN 4

減重的同時，讓生活變得更美麗

說到最為推薦的日常活動，就是整理房間。除了平日的打掃之外，光是丟掉多餘的東西，讓房間變得窗明几淨，就能得到額外的減重效果。

可行的話，在減重之前拍一張房間的照片，之後再每天記錄房間一步步整理乾淨的樣子。

減重結束時，房間也會變得出乎意料地乾淨，也能擺脫舊習，迎接新生活。

生活型態改變，人生也將跟著改變。現在就踏出第一步，實踐可以改變體型與生活的減重法吧！

Chapter 5

十四天蛋白質減重計畫

本章將為大家介紹三種輕鬆無負擔的減重計畫，可以在兩週之內減掉一成體重，卻不會減掉健康。請根據體力與執行力，從中挑選適合自己的減重計畫。

先試著堅持十四天！

蛋白質減重法的重點之一就是先決定期限再開始。

每個人的體質不同，有些人會在開始減重之後，體重在三至四天之內掉下來，然後就進入停滯期。**之所以會進入停滯期，是身體啟動了防禦機制**。此時身體認為體重再繼續降低可能會有危險，所以拒絕讓體重繼續下降。

若想關閉這項防禦機制，**請試著持續減重十四天**。

相較於控制熱量攝取的減肥術，蛋白質減重法比較不會餓肚子，也不用做很刻苦的重量訓練，所以也比較不那麼痛苦。

但如果覺得這十四天很難熬，請試著想像十四天之後，就能享受健康、快樂的每一天。**只需要努力十四天，之後的幾十年都能享受健康帶來的好處**！還有什麼比這個更划算的呢？

下一節要為大家介紹三種十四天減重計畫，分別是快速達成理想體重的「重度減重計畫」、想瘦得苗條的「中度減重計畫」，以及身體線條變得比較明顯的「輕度減重計畫」。

前面的章節中，曾提到將早餐換成蛋白質菜單，靠著生活中的一舉一動就能瘦下來的內容，這部分就屬於輕度減重計畫。

重度減重計畫適合想一口氣減重的人，所以內容比較刻苦，十四天之內的三餐都得是蛋白質菜單，而且得持續運動。

相較於一天兩餐蛋白質菜單與搭配運動的中度減重計畫，或是只有早餐是蛋白質菜單的輕度減重計畫，重度減重計畫比較會餓到肚子，但是千萬不要因此感到灰心。

雖然下定決心就該貫徹到底，但如果當天有不去不行的聚餐，或是很想吃一些平常吃的食物而破戒，請務必在隔天徹底切換回原本的蛋白質菜單。

蛋白質減重法只需佔用一輩子當中的十四天，所以盡量不要在這十四天內安排任何聚餐。如果真心想變瘦，就一定能克服這個障礙。

請大家挑選適合自己的課程，試著持續十四天吧！

Point

- 重點在於先試著持續十四天
- 覺得很難熬，就想想十四天後成功減重的自己
- 十四天就能讓你擺脫不健康的狀態
- 挑選適合自己的課程

十四天蛋白質減重計畫

一日攝取熱量 **750 kcal**

**希望立刻看到
體重計數字掉到底！**

重度減重計畫

一定要持續十四天！

主要飲食

早：蛋白質菜單
午：蛋白質菜單
晚：蛋白質菜單

or 蛋白質飲料1500毫升
※ 每次攝取

一天攝取以牛奶稀釋的蛋白質飲料1500毫升或三餐都是蛋白質菜單(160頁)的計畫。這計畫雖然刻苦，但請務必持續十四天。

一日攝取熱量 **1000 kcal**

**想讓體重適度掉下來，
打造玲瓏有致的身材**

中度減重計畫

主要飲食

早：蛋白質菜單
午：吃想吃的食物
晚：蛋白質菜單

只有早餐與晚餐是蛋白質菜單(160頁)。進食時，請提醒自己細嚼慢嚥。

一日攝取熱量 **1500 kcal**

**想維持體重，
打造線條明線的身材**

輕度減重計畫

主要飲食

早：蛋白質菜單
午：吃想吃的食物
晚：利用雞柳或豬里肌烹調的菜色

只有早餐是蛋白質菜單(160頁)。午餐可選擇想吃的食物，晚餐則選擇蛋白質豐富的雞柳或豬里肌烹調(156頁)。

覺得肚子餓的時候……

水煮蛋、蘋果、小黃瓜等

運動

早晚各做兩組運動（136頁）

・提腿練腹肌

・簡易版伏地挺身

・利用桌子深蹲

・寶特瓶上下推運動

各種活動

・擦窗戶

・吸地板

・整理房間

以正確的姿勢執行這些基本的日常動作

覺得肚子餓的時候……

只要不會超過一天的目標攝取熱量，餐與餐之間可吃點心

運動

早晚各做兩組運動（136頁）

・提腿練腹肌

・簡易版伏地挺身

・利用桌子深蹲

・寶特瓶上下推運動

各種活動

・洗衣服、曬衣服

・打掃

・洗碗

以正確的姿勢執行這些基本的日常動作

覺得肚子餓的時候……

只要不會超過一天的目標攝取熱量，餐與餐之間可吃點心

運動

在不會覺得有負擔的情況下做136頁介紹的運動

各種活動

・洗衣服、曬衣服

・打掃

・洗碗

以正確的姿勢執行這些基本的日常動作

十四天蛋白質減重計畫解說

接著為大家介紹上述三種減重計畫的重點。

重度減重計畫

這個重度減重計畫的飲食有兩種選擇，一個是三餐都是蛋白質菜單，另一個選擇是每次喝完1500毫升的蛋白質飲料。

可以的話，希望大家選擇附帶咀嚼好處的蛋白質菜單，但如果沒有時間，就選擇以牛奶沖泡的蛋白質飲料。製作蛋白質飲料的時候，請先將牛奶倒入搖搖杯再倒入蛋白粉產品，然後均勻搖晃，才比較不會結塊。如果覺得肚子餓，可吃一點低熱量高蛋白質的點心。吃一口之後，多喝點水，肚子就不會那麼餓。要記得做一些活動範圍較大的動作，例如擦窗戶或是吸地板這類打掃工作。

中度減重計畫

中度減重計畫是將早餐與晚餐改成蛋白質菜單，午餐吃自己喜歡的食物。盡可能慢慢吃，花一倍以上的時間慢慢吃也無妨。

如果覺得肚子餓，可吃一些愛吃的食物，但要注意是否超過一天的目標攝取熱量，也要注意這些食物的含糖量。記得要透過運動與家事增加肌肉量與提升基礎代謝喲。

輕度減重計畫

輕度減重計畫的內容雖然輕鬆，但效果可是不容小覷的喲！在飲食方面，只有早餐是蛋白質菜單，午餐可吃愛吃的食物，晚餐則盡可能選擇雞柳、豬里肌肉這類高蛋白質的食材，也比較不會覺得肚子餓。

接著為大家介紹讓雞柳或豬里肌變得好吃的祕訣，讓大家享受最棒的晚餐。

雞柳、豬里肌的美味祕訣

▼先醃漬，讓肉質變軟

酒（料理酒或紅酒）

鎖住肉的水分，就能避免煎得太硬。

優格

優格的乳酸菌可讓肉變得柔軟多汁，優格本身也有去除腥味的效果。

鹽麴、醬油麴

麴含有分解蛋白質的蛋白酶，可讓肉質變得更軟嫩，而且蛋白質在分解之後會釋放鮮甜的滋味，肉也會變得更好吃！

蔬菜或水果

鳳梨、奇異果、洋蔥這類食材都含有蛋白酶，所以先切碎或打成泥並與調味料拌勻後，就能拿來醃肉。這麼一來，除了肉質會變得柔軟，這些用於醃漬的食材也當成醬料一起吃。

▼烹調時多一點巧思

不要煎過頭

為了避免將肉煎得太柴，可在肉的表面煎出均勻的顏色後，用鋁箔紙包起來，利用餘熱讓肉熟透。如果擔心這樣不夠熟，可連同鋁箔紙一起放入烤箱烤。

利用太白粉改變口感

在雞柳表面裹一層太白粉，再下鍋水煮，就能煮出滑嫩的口感。這種雞柳可當成湯料使用，也能當成沙拉或涼拌菜的食材使用，味道都非常不錯。

Point

- 貫徹每種減重計畫的重點
- 泡製蛋白質飲料時，要先倒牛奶，之後再拌入蛋白粉
- 熱量不可超過一天的目標攝取量
- 知道烹調的祕訣，就能讓雞柳或豬里肌變得更美味

牛奶豬肉味噌湯

202kcal／1 人份

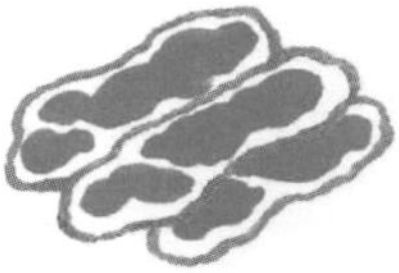
豬肉

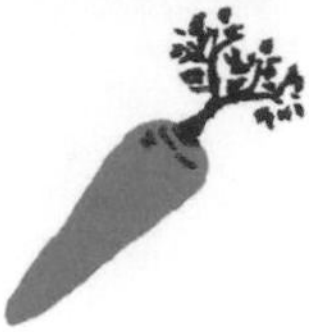
胡蘿蔔

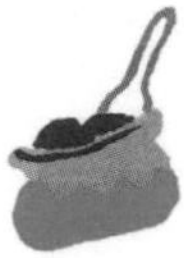
綜合味噌

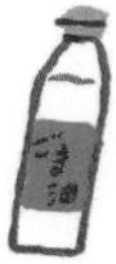

麻油

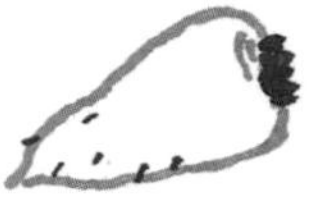
白蘿蔔

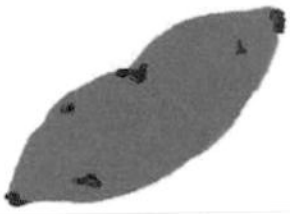
地瓜

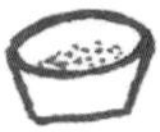
白芝麻粉

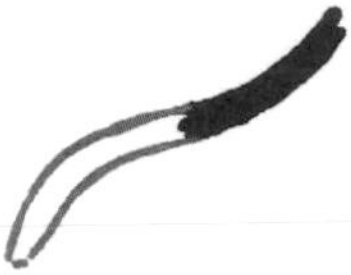
白蔥

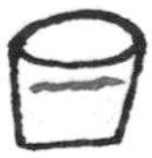
高湯

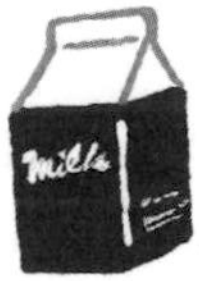

牛奶

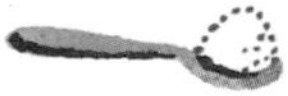
蛋白粉

材料（2 人份）

豬肉：60公克
白蘿蔔：80公克
胡蘿蔔：50公克
地瓜：60公克
高湯：200毫升
牛奶：100毫升
乳清蛋白粉：12.6公克（蛋白質10公克）
綜合味噌：15公克
麻油：1小匙
白蔥：10公克
白芝麻粉：1/2小匙

MEMO

這道牛奶豬肉味噌湯可一次做多一點，放在冰箱備用，在忙碌的早晨拿出來熱一熱就能立刻享用。將食材切得大塊一點，讓自己多點咀嚼的機會，減重效果將更加顯著。

地瓜含有維生素 C 與維生素 B6，很適合與蛋白質一併攝取。豬肉的脂質不高，卻富含優質蛋白質，而且還含有維生素 B1、維生素 B6 與其他維生素，是營養價值非常高的食材。

※記得等餘熱散去再倒入蛋白粉，免得蛋白質因此變質與結塊。要加熱再吃時，記得以小火一邊加熱，一邊攪拌。

烹調方法

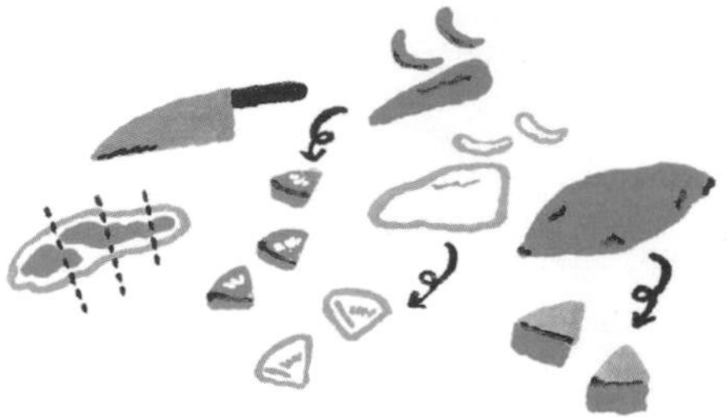

❶
將豬肉切成方便入口的大小。白蘿蔔與胡蘿蔔先削皮，再切成1公分厚的1/4圓形。地瓜直接連皮切成1公分厚的1/4圓形。

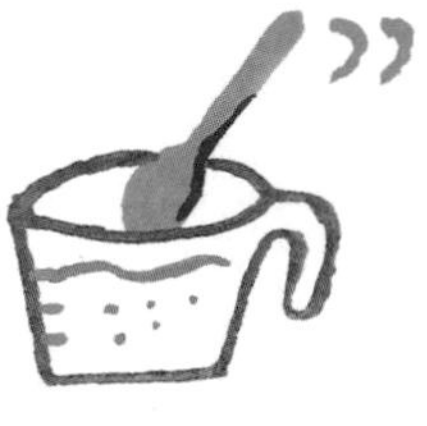

❷
先以牛奶攪拌調開乳清蛋白。

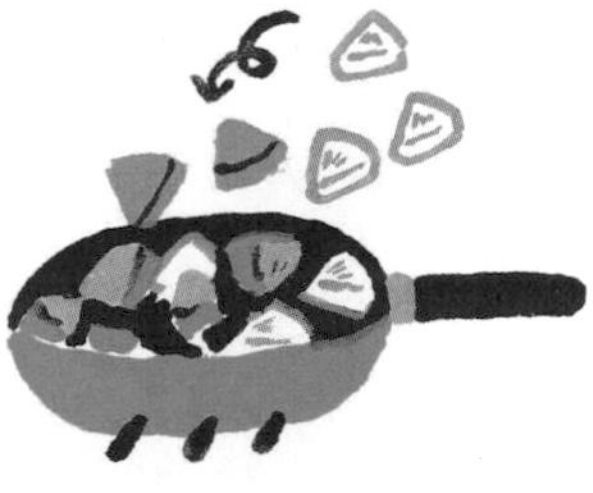

❸
將麻油倒入鍋中，熱油後，倒入步驟❶的食材翻炒。

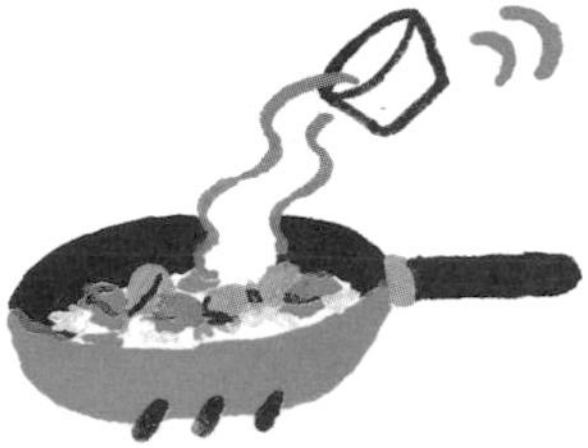

❹
所有食材的表面都均匀沾到油之後，倒入高湯，煮到所有食材變軟為止。

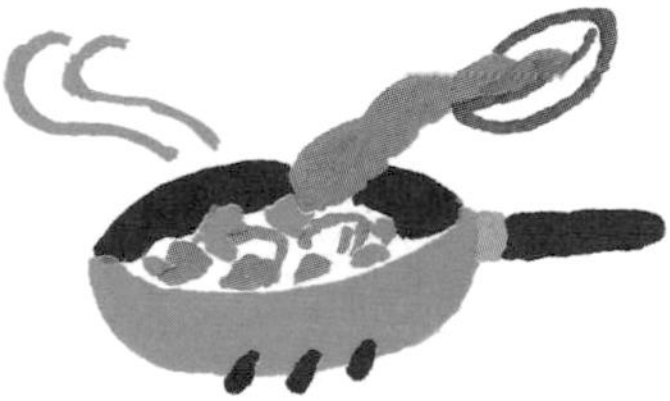

❺
關火，調入綜合味噌，倒入步驟❷的食材以小火加熱。

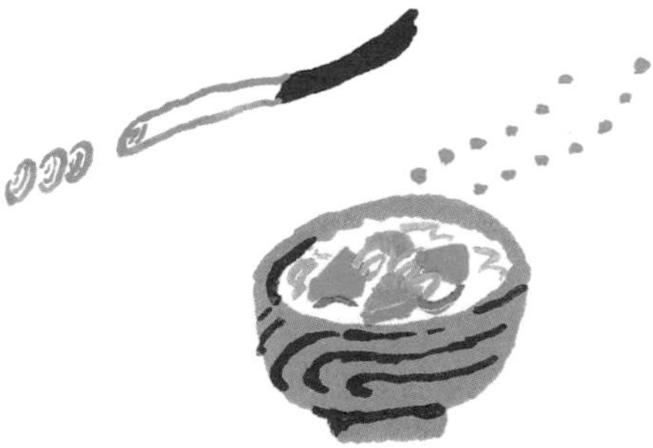

❻
盛盤後，鋪上切成圓片的白蔥當裝飾，再撒一點白芝麻粉。

優格淋醬元氣沙拉

162kcal／1人份

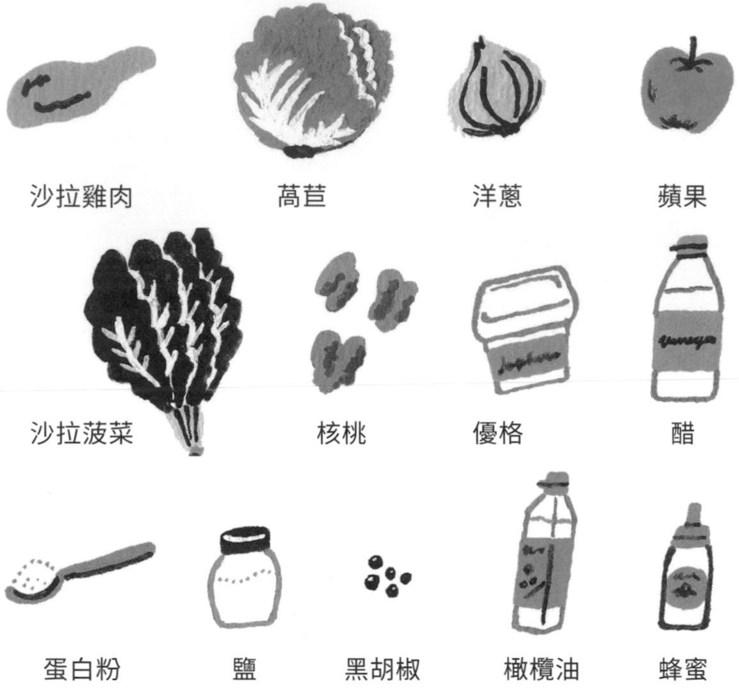

材料（2人份）

沙拉雞肉：80公克
萵苣：60公克
沙拉菠菜：30公克
洋蔥：30公克
蘋果：40公克
核桃：15公克

淋醬
優格：2大匙
醋：2小匙
乳清蛋白粉：6.3公克（蛋白質5公克）
蜂蜜：1小匙
鹽：少許
黑胡椒：少許
橄欖油：1小匙

MEMO

帶著淡淡蜂蜜香甜的優格淋醬不僅與蔬菜超對味，與水果、生魚片這類食材也很合拍，還能與油漬水果、義大利薄切生肉或其他料理迸出新滋味。沙拉雞肉通常會使用低脂肪高蛋白的雞胸肉。由於雞胸肉的糖質很少，非常適合減重的人用來補充營養。

※製作淋醬時，先拌勻所有食材再加橄欖油，以免鹽或其他食材拌不開。

烹調方法

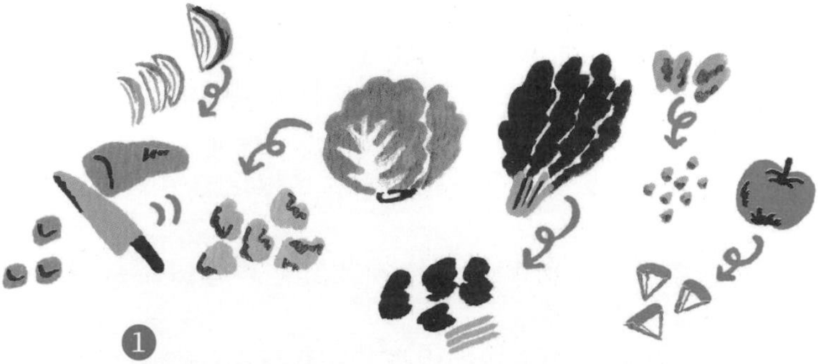

❶

先將沙拉雞肉切成塊狀，再將萵苣、沙拉菠菜切成方便入口的大小。洋蔥則切成薄片。蘋果連皮切成1公分厚的1/4圓形，核桃則壓成粗塊。

❷

將優格、醋、乳清蛋白粉、蜂蜜、鹽、黑胡椒倒入大碗拌勻後，再分次逐量拌入橄欖油，讓淋醬產生乳化現象。

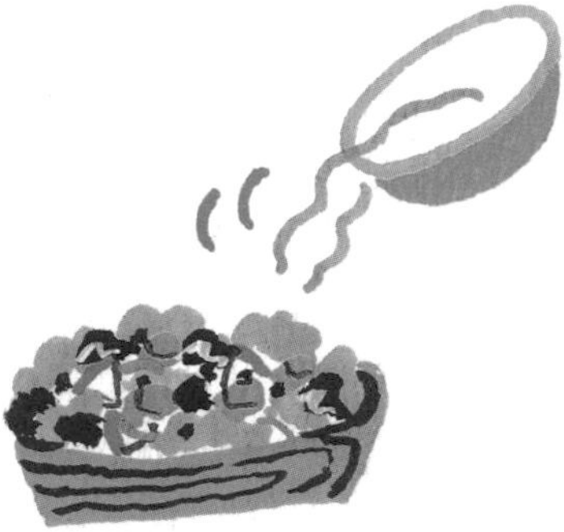

❸
將步驟❶色彩繽紛的食材擺盤後，均勻淋上步驟❷的淋醬。

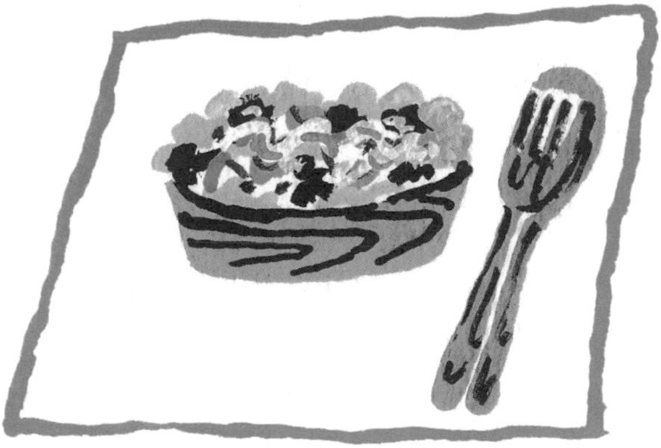

鮪魚沙拉三明治　228kcal／1人份

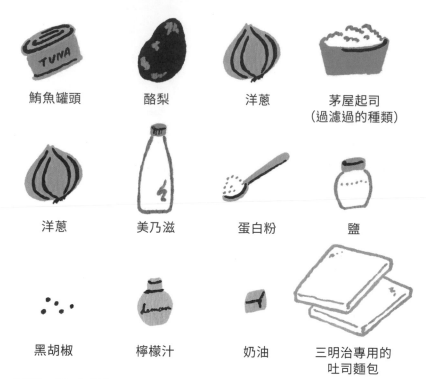

鮪魚罐頭

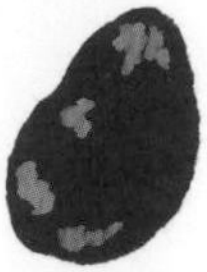

酪梨

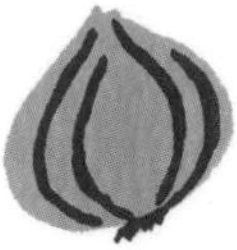

洋蔥

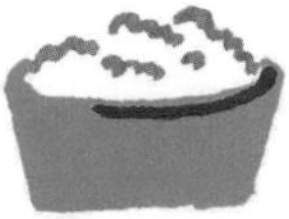

茅屋起司
(過濾過的種類)

洋蔥

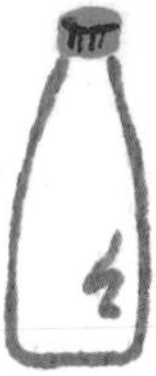

美乃滋

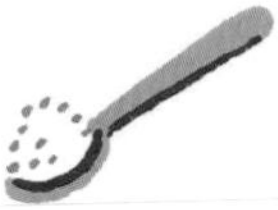

蛋白粉

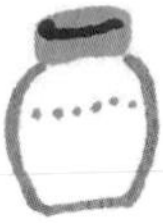

鹽

黑胡椒

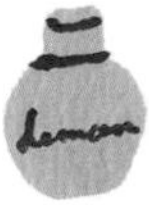

檸檬汁

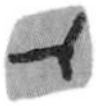

奶油

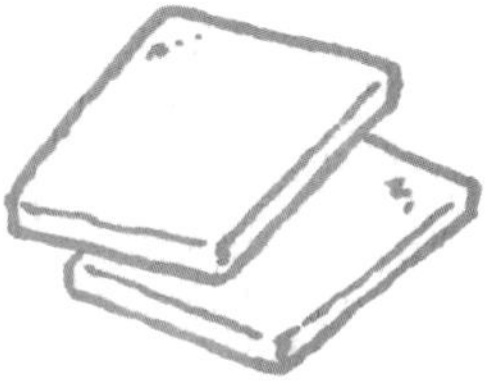

三明治專用的
吐司麵包

材料（2人份）

鮪魚罐頭（去油）：20公克
酪梨：50公克
洋蔥：20公克
三明治專用吐司：4片
奶油：3公克

a
茅屋起司
乳清蛋白粉：6.3公克
（蛋白質5公克）
美乃滋：1大匙
檸檬汁：1/2小匙
鹽：少許
黑胡椒：少許

MEMO

這是使用大量食材，充滿各種口感的三明治。

利用含有維生素 B6 的鮪魚、酪梨、茅屋起司與含有維生素 C 的檸檬汁製作的鮪魚沙拉與蛋白粉非常對味！

手邊若剛好沒有茅屋起司，可使用瀝乾水分的優格代替。此外，同時攝取糖質可讓蛋白質在體內更有效率地作用。

吐司麵包可選擇法國麵包或英式馬芬，但應該盡量避用大量奶油製作的丹麥吐司。

烹調方法

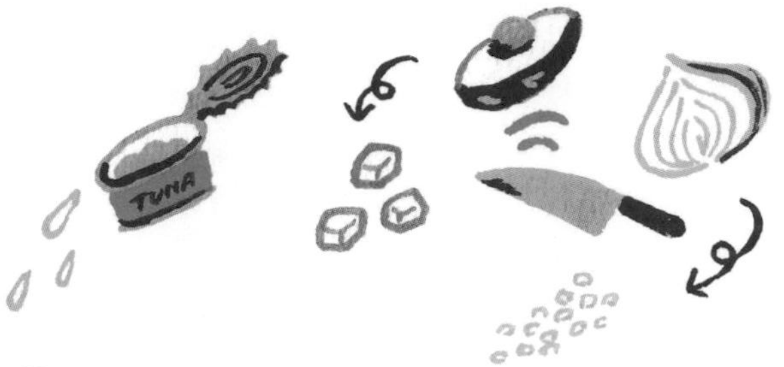

❶

先瀝乾鮪魚罐頭的湯汁。酪梨先切成1公分塊狀。洋蔥先切成末，泡水去除嗆味後再瀝乾水分備用。

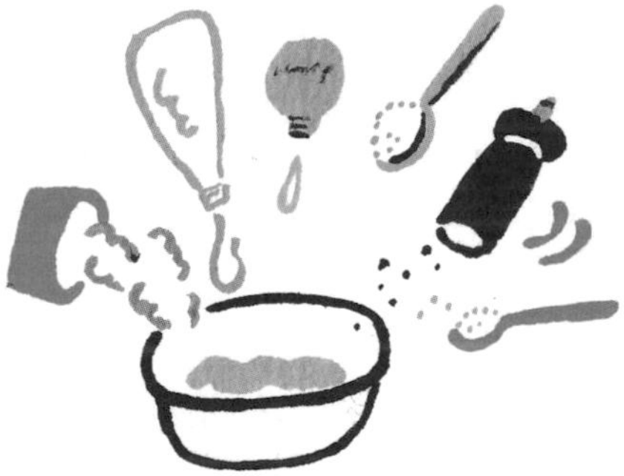

❷

將步驟❶的食材與食材 a 倒入大碗攪拌均勻。

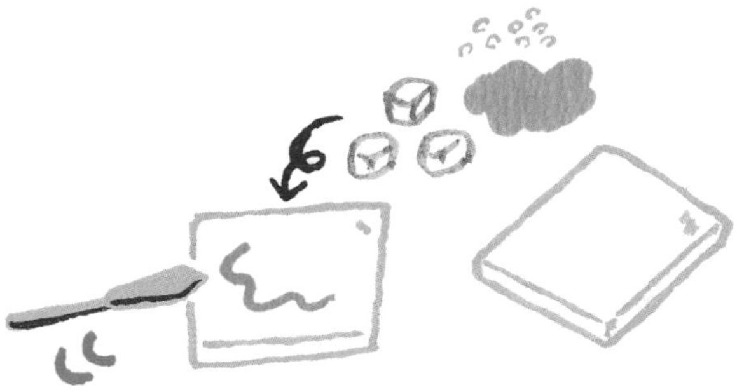

❸

將奶油塗在三明治專用吐司的表面，再把步驟❷的食材挾起來。

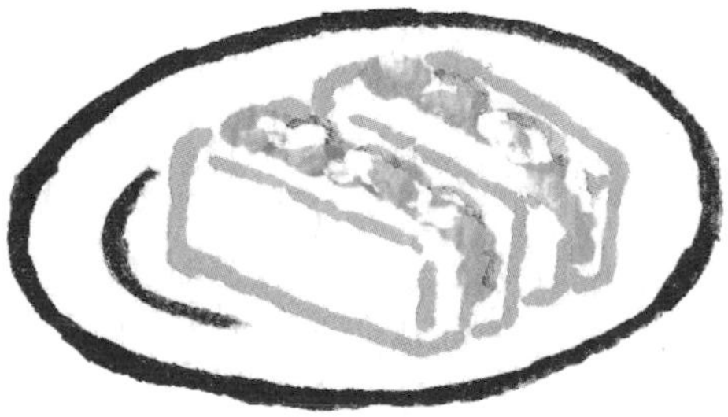

❹

切成方便入口的大小後盛盤。

鮪魚沙拉三明治

228kcal／1 人份

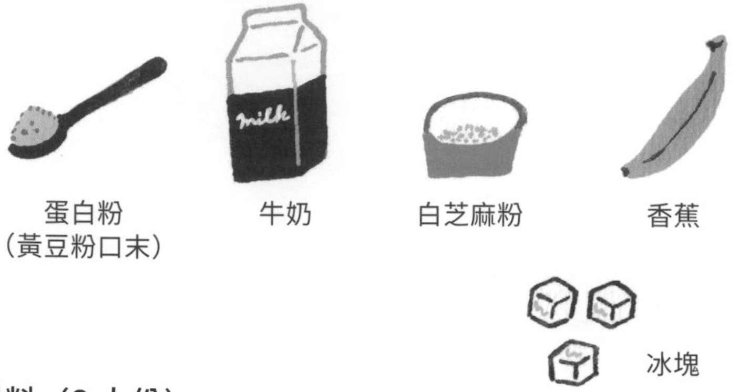
milk
蛋白粉
（黃豆粉口末）
牛奶
白芝麻粉
香蕉
冰塊

材料（2 人份）

大豆蛋白粉（黃豆粉口味）：
25公克（蛋白質11.2公克）
白芝麻粉：2小匙

香蕉：50公克
牛奶：100毫升
冰塊：3～4顆

MEMO

這是利用含有維生素 B6 與香蕉製作的果昔。除了很有飽足感，香蕉的香甜也讓這杯果昔變得更好喝，完全不需要再加砂糖或蜂蜜。

烹調方法

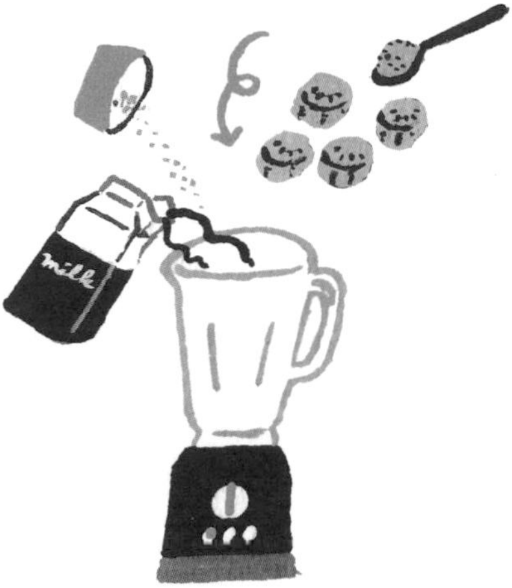

❶
將所有材料倒入果汁機，攪拌至質感綿滑為止（約1分鐘）。

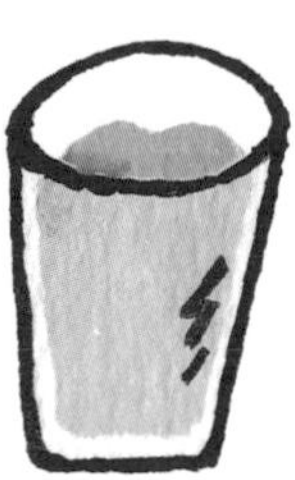

❷
倒入玻璃杯。

楓糖起司鬆餅

207kcal／1人份

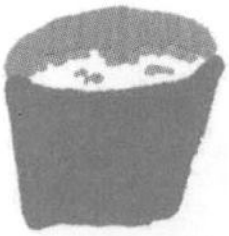

茅屋起司
（過濾過的類型）

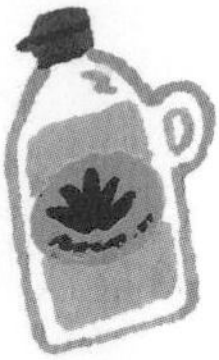

楓糖糖漿

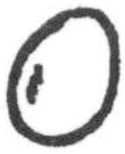

雞蛋

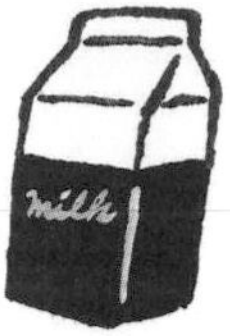

牛奶

綜合鬆餅粉

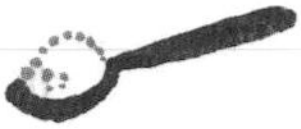

蛋白粉

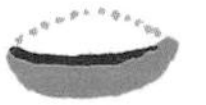

糖粉

薄荷

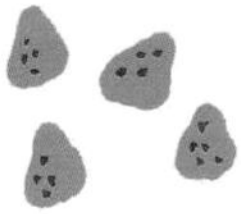

草莓

材料（2人份）

茅屋起司（過濾過的類型）：20公克
雞蛋：1顆
牛奶：2大匙
綜合鬆餅粉：60公克
乳清蛋白粉：12.6公克（蛋白質10公克）
楓糖糖漿：1小匙
草莓：4顆
糖粉：1/8小匙
薄荷：2株

MEMO

這次選用的糖漿是含糖量較低的楓糖，搭配的是低糖、維生素C豐富的草莓，一同製作這款減重時吃，也不會覺得有罪惡感的鬆餅食譜。

比起將糖粉或其他類型的砂糖拌入麵糊，直接在鬆餅淋上楓糖，更能吃得到糖味，而且只需淋一點點就足夠！至於水果的選擇，除了草莓之外，藍莓或覆盆子這類莓果的含糖量也不高，是較推薦的選擇。

※要注意的是，倒入鬆餅粉之後，只需要大致攪拌一下，過度攪拌會讓鬆餅膨不起來。

烹調方法

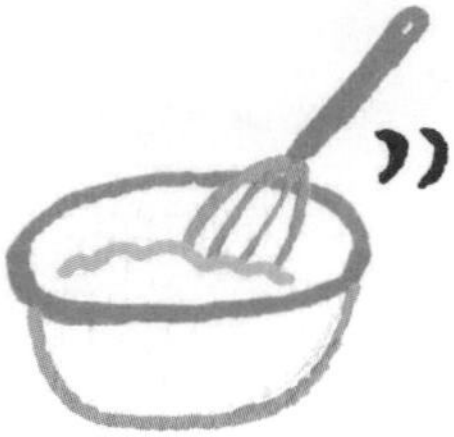

❶
將茅屋起司倒入大碗，
攪拌成綿滑質地。

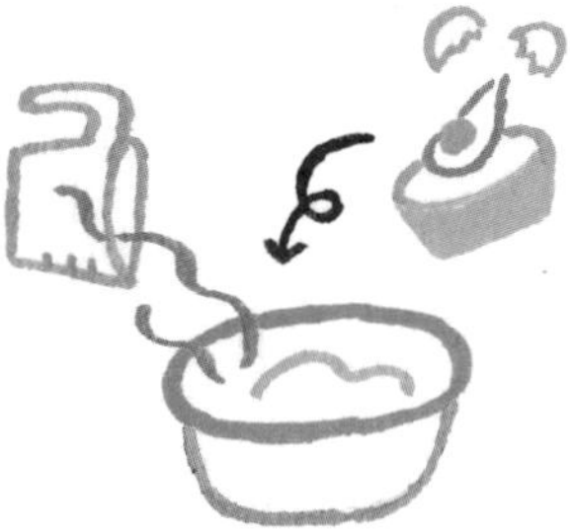

❷
分次逐量倒入蛋液，每
倒一次都需要拌勻，再
倒入牛奶，攪拌均勻。

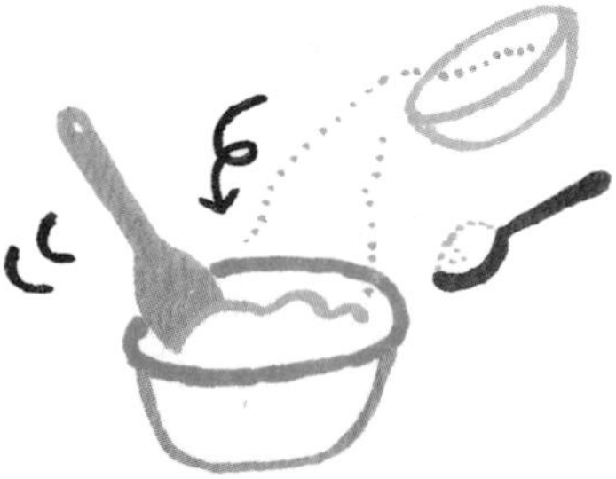

❸
將鬆餅粉與乳清蛋白粉
倒入，稍微攪拌一下。

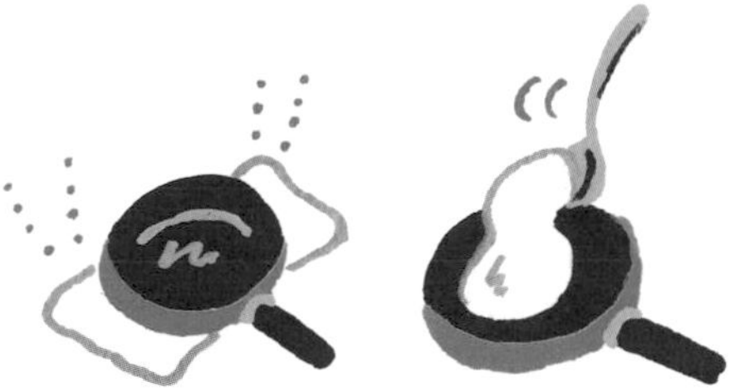

❹
先替平底鍋熱鍋，接著將平底鍋從火源拿開，墊在溼抹布上面冷卻，再以小火熱鍋，並且倒入麵糊。

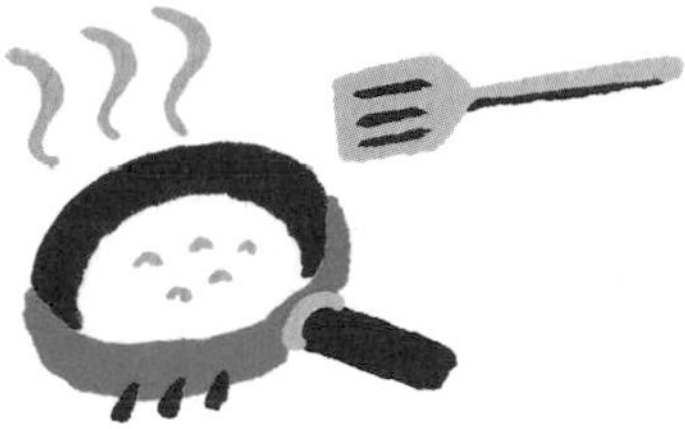

❺
煎到表面開始冒泡泡，出現氣孔後，翻面繼續煎（煎出4片）。

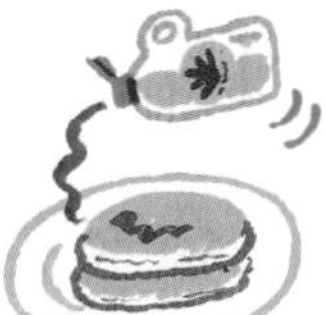

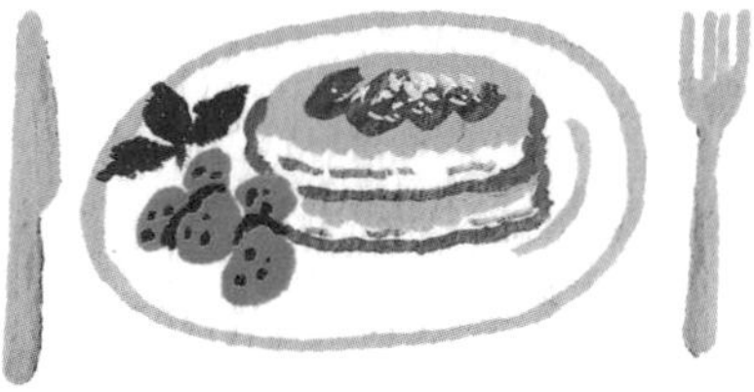

❻
盛盤後，均勻淋上楓糖糖漿。在旁邊擺幾顆草莓，撒上糖粉再以薄荷裝飾。

核桃巧克力鬆糕　194kcal／1個量

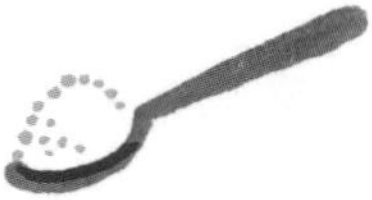

蛋白粉
（巧克力口味）

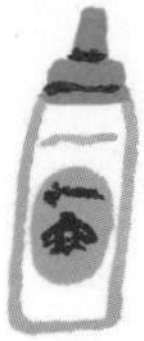

蜂蜜

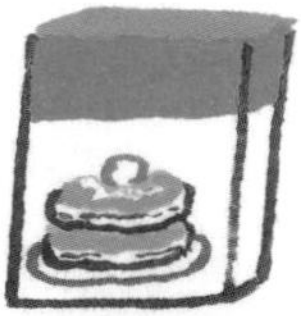

綜合鬆餅粉

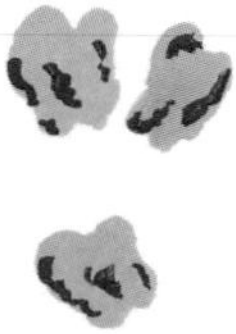

核桃

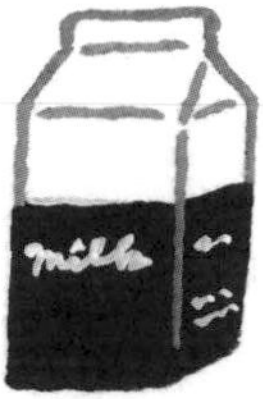

牛奶

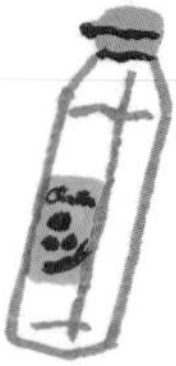

橄欖油

材料（2人份）

大豆蛋白粉（巧克力口味）：
25公克（蛋白質11.2公克）
綜合鬆餅粉：20公克
蜂蜜：2小匙
牛奶：50毫升
橄欖油：2小匙
核桃：10公克

MEMO

這道鬆餅只需要用微波爐加熱一下，很適合在忙碌的早晨準備。這次使用了富含維生素 B6，而且與巧克力對味的核桃。核桃可換成開心果或杏仁。除了堅果類，蜜棗李、葡萄乾這類富含維生素 B6 的水果乾也很適合與巧克力搭配，也含有女性應該積極攝取的鐵質或其他礦物質，唯一要注意的是，大部分的水果乾都有較高的含糖量，千萬別加太多。

※先用保鮮膜包起來保存的話，隔天吃也很好吃。

烹調方法

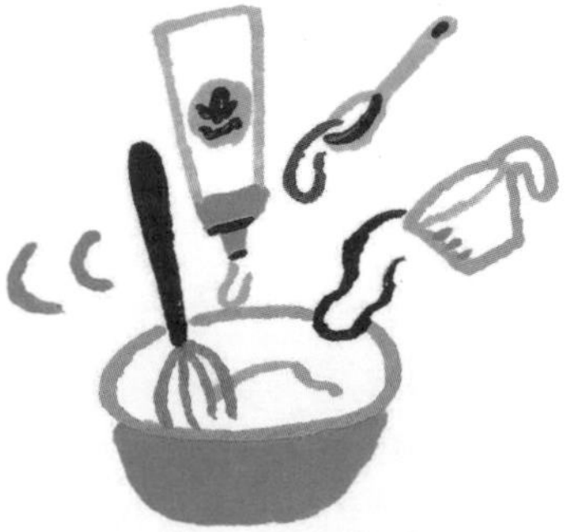

❶

先將蜂蜜、牛奶、橄欖油倒入大碗，攪拌均勻。

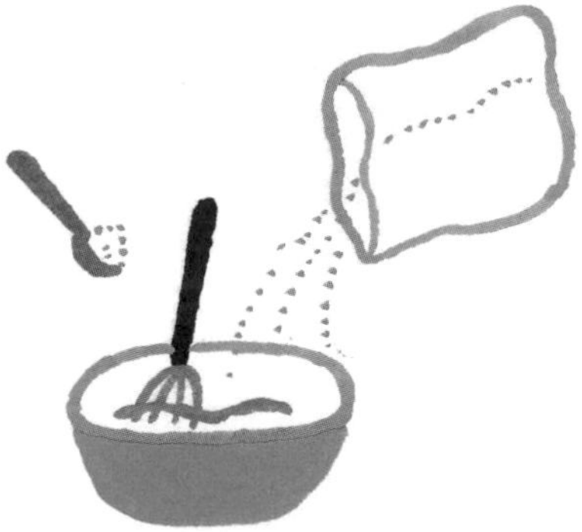

❷

倒入大豆蛋白粉與綜合鬆餅粉再稍微攪拌一下。

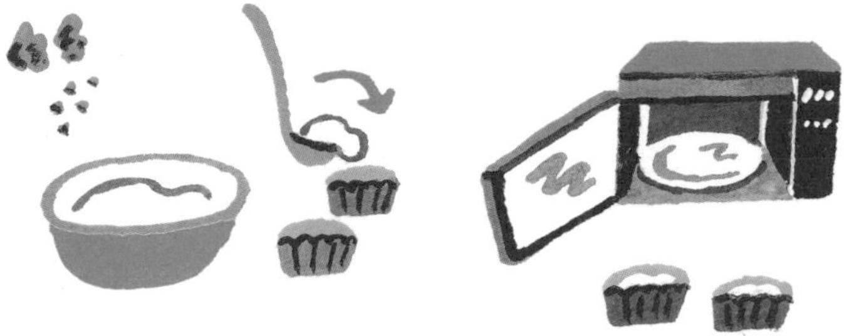

③

拌入壓成粗塊的核桃，再將麵糊倒入烘焙杯，然後放入微波爐加熱（500瓦、約4分鐘）。加熱完畢後，不要立刻拿出來，先放在微波爐裡面悶蒸。

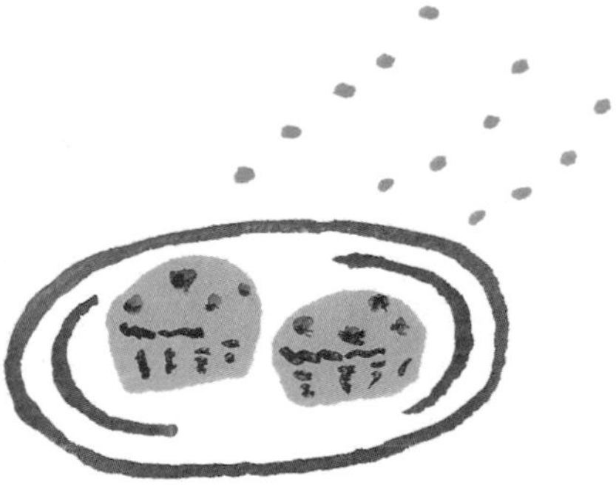

④

完成。

努力十四天後，仍要維持體型！

十四天的蛋白質減重課程結束後，你應該已經養成良好的姿勢與運動習慣了。不過，雖然這十四天的課程結束了，請務必保持這些好習慣。每天使用蛋白質粉也沒問題。為自己準備能均衡攝取動物性蛋白與植物性蛋白的飲食，並且一週攝取一次蛋白粉也是不錯的選擇。

在十四天的課程開始之前，你是否覺得運動實在讓人痛苦？但現在的你已經有所改變，請保有經常活動身體的習慣，在接下來的人生當中都保有易瘦體質吧！

Point

- 在十四天養成以正確的姿勢活動身體的習慣
- 課程結束後，也要注重高蛋白的飲食。
- 蛋白粉一週攝取一次就足夠！
- 維持活動身體的習慣，養成易瘦體質！

COLUMN 5

不運動的日子也要攝取蛋白質！

當我們運動時，肌肉的蛋白質會分解成熱量，若此時攝取蛋白質，肌肉內部的肌肉蛋白質就會開始合成，肌肉也會開始增加。

而且這種增加肌肉的現象會在運動結束後持續24～48小時！這段期間是增加肌肉的黃金時段，所以千萬不要覺得這段時間的活動量不多就疏於攝取蛋白質，否則會發生好不容易準備增加肌肉，作為肌肉原料的蛋白質卻來不及補充的遺憾！

為了避免以上情形，請多活動身體或多運動，並在沒有運動或外出計畫的日子裡，充分攝取蛋白質。

Chapter 6

蛋白質減重法 Q&A

準備執行蛋白質減重法，
或已經開始執行的客戶曾向我詢問各式各樣的問題。
有些答案或許聽起來尖銳刺耳，但我認為這都是愛的當頭棒喝，
所以請大家參考以下回答，一起追尋理想身材！

Q

需要每天量體重嗎？

之前都是想到才量一下體重，
但認真減重之後，總覺得該隨時知道自己的體重。
進行蛋白質減重法時，需要每天都量體重嗎？

A

是的，請每天在同一時間量體重。

不管是在早上、中午還是晚上量體重都可以，重點在於每天在相同的時間點量。所謂的相同時間點是指「早上起床立刻量」、「早餐之後量」、「午餐之前量」、「晚餐之後量」、「洗澡之前量」這類時間點。

我們不一定能每天在正確的時間量體重，但可以選在每天必做的事情前後量體重！

順帶一提，大部分的人都有早上量的時候較輕，晚上量的時候較重的傾向，這是因為我們睡覺的時候會慢慢流失水分，所以早上量的時候體重較輕，等到傍晚之後水分又慢慢回補，因此體重也會跟著增加。

Q

一開始體重掉得很順利，但突然就遇到瓶頸了，為什麼？

開始蛋白質減重法的第一天很有感，也很開心，但從第四天開始，體重就降得很不明顯。有沒有什麼地方需要進一步改善的呢？

A

請試著增加運動量！

會出現體重降不下來的問題是因為我們的身體有維持現狀的本能，稱為「體內平衡」（homeostasis）。這個本能會為了讓身體維持現狀，不讓體重繼續下降。

體重降不下來代表認真減重的時候到了！

假設問題是新陳代謝率不高，那麼第一步就是先增加肌肉量，打破現狀的平衡。增加運動量，身體就無法維持現況，體重就會跟著減少。

接著是檢視飲食內容。稍微調整一下飲食內容，就能讓體重開始往下滑！

Q

蛋白粉添加物讓人不安，持續攝取會有不良影響嗎？

準備開始蛋白質減重法的時候，看了看各種蛋白粉的成分表，發現裡面有一些添加物。這些添加物會不會對身體造成不良影響呢？

A

不用擔心！十四天的減重不會對身體造成任何危害。

蛋白粉的添加物只是為了讓蛋白粉更順口、更容易溶解的成分。只要是具有一定知名度的蛋白粉產品，幾乎都不會添加有害身體的成分。

而且蛋白質減重法期間，也只在十四天內集中攝取蛋白粉產品，不會一直長時間大量攝取。

就我的經驗而言，有這類想法的人從來沒有「真的想瘦」的打算，只是在挑戰之前替自己找藉口而已。如果真的想變瘦，就別在意那些枝微末節的小事，先開始再說。與其不安，還不如先試了再說！

Q

該怎麼做才能在十四天內貫徹減重意志？

我一直是三分鐘熱度的人，
從來沒持續做過什麼事。
雖然想變瘦，
但該怎麼做才能在這十四天貫徹這個想法呢？

A

做到看出效果，並設計一些讓自己能持之以恆的事情！

能否持續十四天將決定減重的效果有多麼明顯，如果能看到體重每天下滑，大部分的人應該都願意堅持下去吧！

我們該在意的是效果不夠明顯這點。

執行蛋白質減重法的第一天會有比較明顯的效果。如果第二天之後，效果沒那麼明顯，有可能執行的方式有問題，此時請重新檢視飲食內容與運動內容。

如果中途覺得想放棄也沒關係，此時可試著把一餐的蛋白質菜單換成高蛋白質的肉類，讓一成不變的飲食多點變化，但要記得在下一餐恢復成蛋白質菜單。

Q

我持續了重度減重計畫十四天，但還想更瘦一點，可以繼續實行嗎？

我持續了重度減重計畫十四天之後，順利地減了不少體重，也覺得減重沒那麼難了。雖然十四天的計畫結束了，但我還想繼續往下減，會不會有問題呢？

A

能在十四天的課程結束後維持體重，就可進入下個階段。

基本上不會有什麼問題，但一口氣減重會有復胖的問題，而且愈努力減重，愈容易忍不住食物的誘惑，所以減重的時間愈重，反作用力也愈強。

第一步，先換成中度或輕度的減重計畫，維持住這十四天的減重成果，並一週攝取一次「蛋白粉＋高蛋白菜色」，維持原有的體重。

如果能順利維持體重，可試著再挑戰一次重度減重計畫。基本上，體重該像下樓梯般慢慢下降，所以課程結束後，可先維持體重避免復胖，之後再繼續減重。只有進入這樣的循環，才能真正減重。

Q

我很不會計算熱量，有沒有能快速計算的方法？

我已經知道減重要減少熱量的攝取，
但總是沒辦法正確計算熱量。
有沒有什麼更簡單的熱量計算方法呢？

A

不用算得太仔細，只要注意進食量就行！

熱量不用算得太仔細。如果外食中覺得「這些食物的熱量應該很高」，先只吃一半就好。這樣也可以算是低熱量的一餐，換言之，不用那麼斤斤計較熱量。

重點在於進食量！標準大概是之前的一半，而且要以之前進食的速度，細嚼慢嚥地吃完這一半的餐點，如此一來，就算只有一半的量也能吃得很滿足。要注意的是就算我們只打算吃一半，卻很容易因為習慣就吃掉超過一半。因此一開始要先預設只吃快要一半的量，光是這樣就與之前有很大的不同！

Q

我習慣每天喝酒，也好像沒辦法戒酒，該怎麼辦？

我習慣一天的工作結束後喝杯酒。之前每次減重都有試著戒酒，但總是戒不掉。減重的時候，果然不該喝酒嗎？

A

做完整天該做的事情之後，睡覺前喝一點就沒問題！

如果真的那麼想喝酒那就喝吧，不過要在三餐、運動、家事都結束之後再喝。

酒精會讓人鬆懈，會讓人覺得做運動與做家事很麻煩，也有可能讓人吃太多東西。

如果想喝酒，建議在睡覺前喝，酒的種類可以是蒸餾酒，但不要超過350毫升，重點在於控制在適當的份量。

此外，應該盡量避免參加聚餐。就算是不喝酒的聚餐，現場的氣氛會讓人忍不住想多吃一點。如果不小心因此搞砸了減重計畫，隔天務必回到原本的減重生活。

附錄——食品熱量速查表

不用精準計算，大致掌握熱量就OK！

本書不斷強調，要減重就必須適度地減少熱量的攝取。但每一餐都得精準計算熱量時，只會讓我們充滿壓力，也很容易感到挫折。

因此要在這裡推薦「大致掌握攝取熱量」的方法。只要大致了解食物的熱量，就能在吃下高熱量食物時自行降低攝取量。

首先，掌握「1/3碗白飯與1/2片吐司都是80大卡」的基礎概念，就能在用餐時控制攝取熱量！次頁的表格中，收錄常見的食品、餐點熱量方便參照，請大家務必活用表格，大致掌握攝取食物熱量就沒問題了！

常見食材熱量表

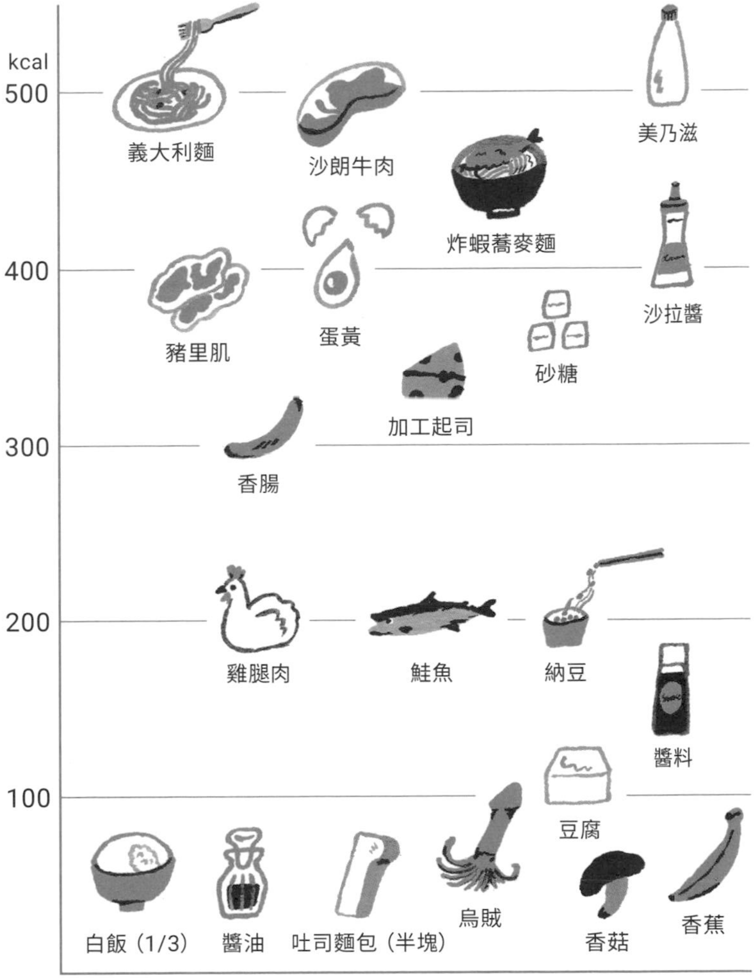
kcal
500
400
300
200
100
義大利麵
沙朗牛肉
美乃滋
炸蝦蕎麥麵
豬里肌
蛋黃
沙拉醬
砂糖
加工起司
香腸
雞腿肉
鮭魚
納豆
醬料
豆腐
白飯（1/3）
醬油
吐司麵包（半塊）
烏賊
香菇
香蕉

結語

利用蛋白質減重法，掌握自信滿滿的人生！

蛋白質減重法，是能讓人瘦得健康美麗的絕佳方法。

我在書中一再強調，蛋白質有很多很棒的效果，利用蛋白質增加肌肉也是減重成功的關鍵，而且還能讓我們獲得健康與美麗，得到這些令人開心的附加價值。

如果可以吃美味的食物，又只需要做一些簡單的運動，並留意在日常生活之中維持正確的姿勢就能順利減重，大家不覺得很值得嘗試看看嗎？

能減重成功的人，都能親眼見證脫胎換骨之後的自己。

原本老是低著頭、缺乏自信的患者，也能在減重成功之後雙眼炯炯有神，也敢看著別人的眼睛說話。他們的身體變得更靈活，外觀也變得更美麗，那種自信滿溢的模樣讓我看了由衷為他們感到高興。

你希望透過減重實現什麼願望？想穿穿看之前穿不了的漂亮衣服？或是想體驗充滿活力的日常生活嗎？

由衷期盼每位讀者都能藉由蛋白質減重法得到理想體型，過著健康美麗、自信滿滿的每一天！

土田隆

參考文獻

2週間で体重10％減！おかゆダイエット（土田 隆 マガジンハウス）

肥満治療の名医が考案 たった2週間で内臓脂肪が落ちる高野豆腐ダイエット（土田 隆 アスコム）

眠れなくなるほど面白い 図解 体脂肪の話（土田 隆 日本文芸社）

眠れなくなるほど面白い 図解 たんぱく質の話（藤田 聡 日本文芸社）

新しいタンパク質の教科書 健康な心と体をつくる栄養の基本（上西一弘 池田書店）

無理せずやせ体質を手に入れる プロテイン＋αダイエット（小針衣里加 ごきげんビジネス出版）

基礎代謝UPで燃えるカラダを作る プロテインダイエットレシピ（山崎志保 河出書房新社）

ローカーボ＋プロテインレシピ「糖質オフしてるのにやせない！」原因はコレだった！』（主婦の友社）

Staff

［編輯］吉原彩乃・水本晶子

［裝幀］松崎 理（y-dデザイン）

［內文設計・表格］福士大輔

［插畫］小林 晃（フランスガム）

［食品設計］植草真奈美（Love Table Labo.）

alth
althTree
康樹　健康樹系列 150

奇蹟蛋白質減重法

ヵ月で 7kg 減！医者がすすめる 奇跡のプロテインダイエット

者　土田 隆
者　許郁文
編輯　何玉美
編　紀欣怡
任編輯　謝宥融
面設計　張天薪
型設計　蔡欣潔
文排版　許貴華
本工作團隊　編輯：吉原彩乃 ・ 水本晶子 / 裝幀：松崎 理（y-d デザイン）/ 內文設計、表格：福士大輔 / 插畫：小林晃（フランスガム）/ 食品設計：植草真奈美（Love Table Labo.）

版發行　采實文化事業股份有限公司
銷企畫　陳佩宜・黃于庭・馮羿勳・蔡雨庭・陳豫萱
務發行　張世明・林坤蓉・林踏欣・王貞玉・張惠屏
際版權　王俐雯・林冠妤
務採購　曾玉霞
計行政　王雅蕙・李韶婉・簡佩鈺
律顧問　第一國際法律事務所　余淑杏律師
子信箱　acme@acmebook.com.tw
實官網　www.acmebook.com.tw
實臉書　www.facebook.com/acmebook01

S B N　978-986-507-242-1
價　350 元
版一刷　2021 年 1 月
撥帳號　50148859
撥戶名　采實文化事業股份有限公司
10457 台北市中山區南京東路二段 95 號 9 樓
電話：（02）2511-9798　傳真：（02）2571-3298

家圖書館出版品預行編目資料

奇蹟蛋白質減重法 / 土田隆著；許郁文譯 . -- 初版 . 臺北市：采實文化事業股份有限公司，2021.01
08 面；14.8 x 21 公分 . -- (健康樹系列；150)
譯自：1 ヵ月で 7kg 減！医者がすすめる 奇跡のプロテインダイエット
SBN 978-986-507-242-1(平裝)
. 減重 2. 蛋白質 3. 健康飲食 4. 運動健康
11.94　109018871